坐月子

新生儿护理实用百科

潘昕 / 编著

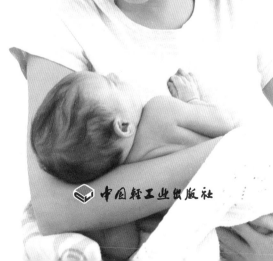

中国轻工业出版社

图书在版编目（CIP）数据

坐月子新生儿护理实用百科/潘昕编著．
－北京：中国轻工业出版社，2019.1
ISBN 978-7-5184-2164-0

Ⅰ．①坐…　Ⅱ．①潘…　Ⅲ．①产褥期－妇幼保健－基本知识　Ⅳ．① R714.6

中国版本图书馆 CIP 数据核字（2018）第 244023 号

责任编辑：付　佳　王芙洁
策划编辑：翟　燕　付　佳　王芙洁　责任终审：劳国强　封面设计：杨　丹
版式设计：悦然文化　　　　　　　　责任校对：李　靖　责任监印：张京华

出版发行：中国轻工业出版社（北京东长安街 6 号，邮编：100740）
印　　刷：北京博海升彩色印刷有限公司
经　　销：各地新华书店
版　　次：2019 年 1 月第 1 版第 1 次印刷
开　　本：710×1000　1/16　印张：14
字　　数：250 千字
书　　号：ISBN978-7-5184-2164-0　定价：48.00 元
邮购电话：010-65241695
发行电话：010-85119835　传真：85113293
网　　址：http://www.chlip.com.cn
Email：club@chlip.com.cn
如发现图书残缺请与我社邮购联系调换
171219S3X101ZBW

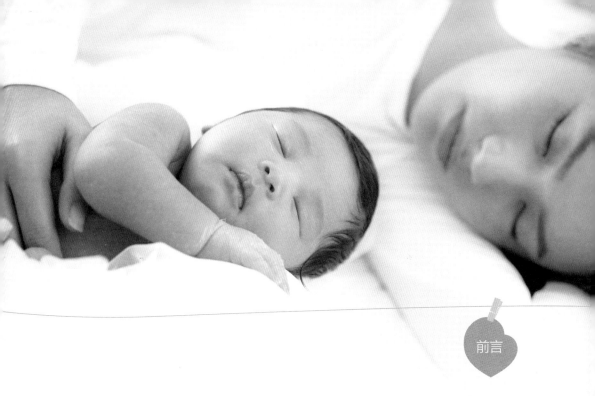

宝宝降生，很多新妈妈在感受喜悦的同时也有着各种烦恼：对坐月子知识一知半解，忙得焦头烂额、不知所措；遇到异常状况不知该听谁的、怎么办，总有摸着石头过河的战战兢兢；担心自己身体恢复不好，落下月子病；一直与自己共同进退的老公，此刻似乎什么忙也帮不上……

的确，坐月子对新妈妈来说是一种考验与磨炼，但也不必过于担心、焦虑。本书结合现代健康生活新观念，对月子中妈妈和宝宝的护理进行了全方位的介绍，包括起居、饮食、运动、生活、情绪、疾病等都有详细阐述。每一天、每一周如何补营养，如何促进恶露排出，怎样建立亲子依恋等给出了贴心指导，让新妈妈在大小事情上有据可循。

本书的另一特色：介绍了月子期间爸爸需要做的事情，每一天、每一周都有详细具体的阐述。新手爸爸想帮忙，却不知道怎么帮？从何入手？这些都是在月子中心的日常工作中常常会被新手爸爸问到的。鉴于此，我把工作中的指导经验进行了总结，这样一来，爸爸帮得上忙，妈妈会轻松许多，家庭氛围也更加和睦。

祝愿每一个家庭都能拥有健康活泼的宝宝，每一位新妈妈都能拥有幸福的产后生活！

@ 所有新妈妈　这样坐月子不科学

院长温馨叮嘱坐月子必需品清单

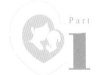

42 天完美坐月子，每日一读

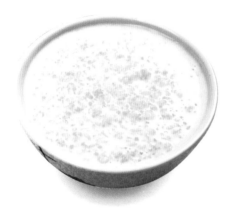

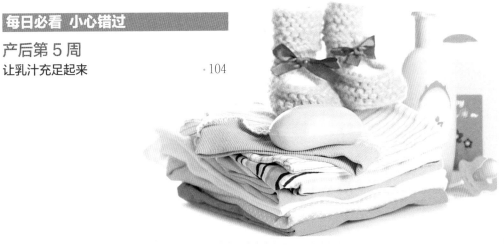

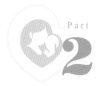

Part 2 实现纯母乳喂养，是给孩子最好的礼物

Part 3 孩子怎么带，吃得香、睡得好、少生病

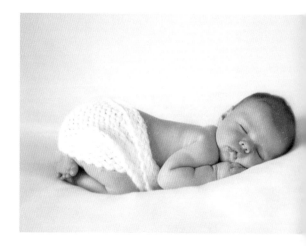

Part 4 不当产后黄脸婆，瘦身塑形要跟上

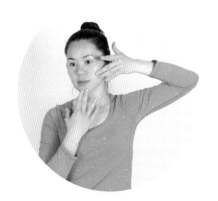

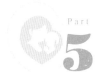

Part 5 对悄悄靠近的月子病说"不"

Part 6 特殊妈妈的月子护理经

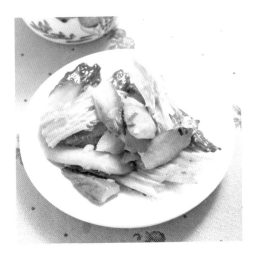

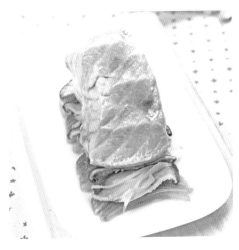

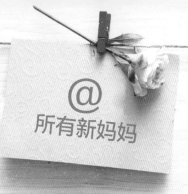

这样坐月子
不科学

产后立即催乳

老一辈说
产后要多喝下奶汤。

产后立即催乳的弊端
乳腺管堵塞，容易得乳腺炎，要等奶水下来，乳腺管通畅才可以催乳。

新妈妈该怎么做？
产后头两天，新妈妈分泌的初乳含有多种免疫物质，虽然量很少，但足够满足宝宝的生长需求。此时，应该让宝宝多吸吮，以促进乳汁分泌。如果在乳腺管尚不通畅时，过早地喝下奶汤，容易导致乳汁淤积、乳房胀痛，甚至出现发热。

不吃盐

老一辈说
月子里不能吃盐，否则对妈妈和宝宝都不好。

不吃盐的弊端
影响新妈妈食欲，久而久之会导致营养不良。

新妈妈该怎么做？
可以适量吃盐。传统观念认为月子里不应该吃盐，觉得盐吃多了会加重肾脏负担，容易导致高血压和水肿，不利于产后恢复。但是也不能完全"忌盐"，人体通过吃盐来摄入钠元素，不吃盐会影响钠元素的吸收，容易出现低钠血症。且菜肴中不放盐会影响新妈妈食欲，不利于营养吸收，还会减少乳汁分泌。因此，坐月子时可以适量吃盐，只要以清淡为主。

大量吃鸡蛋

老一辈说
大量吃鸡蛋才能有体力，奶水才有营养。

吃大量鸡蛋的弊端
胆固醇增加，影响食欲。

新妈妈该怎么做？
以前条件有限，没有丰富的食材可以很好地补营养，坐月子只有吃大量鸡蛋。但现在的医生和专业营养师都不建议每天吃很多鸡蛋，每天吃1~2个就够了，以免过多进食而影响食欲，造成食物营养的浪费。

坐月子只是一个月

老一辈说

坐月子，休养一个月就可以正常干活了，早点干活才不容易发胖。

休养不够的弊端

影响子宫恢复，休息不好容易导致手腕关节痛等。

新妈妈该怎么做？

坐月子不只是一个月，而是 42~56 天，因为新妈妈子宫的回缩通常需要 6 周时间，才能恢复到孕前子宫大小，因此建议新妈妈坐月子做足 6 周，即 42 天，这 42 天称为产褥期。

补品多多益善

老一辈说

营养补品能多吃就多吃，以免出了月子体虚、容易得病。

吃大量补品的弊端

易致乳腺不通、便秘、上火、肥胖等。

新妈妈该怎么做？

吃补品要谨慎，应根据自己体质，事先咨询医生。比如人参、鹿茸等补品，对于那些体质比较燥热或阴虚体质的人来说，进补后反而会伤津，引起便秘。

忽视产后心理变化

老一辈说

月子里心情憋闷很正常，不是大事儿，过段时间就好了，自己别把它看得太重。

忽视抑郁的弊端

容易发展成真正的抑郁症。

新妈妈该怎么做？

及时排解、及时与人沟通，多与生过宝宝的亲朋好友聊聊天、听音乐、散步，都可以缓解抑郁情绪。若实在难以排解，就需要找心理医生了。

院长温馨叮嘱坐月子必需品清单

妈妈需要的用品

用品	数量	用品	数量
纯棉、哺乳衣	2件	产褥垫	2个
哺乳用胸罩	2件	产妇专用卫生巾	4包
防溢乳垫	若干	热水袋	1个
内裤	4条	乳头霜	1支
棉袜	3双	吸奶器	1个
软底带后帮的鞋	1双	湿巾、毛巾、纱布	若干

宝宝需要的用品

用品	数量	备注
连体衣	3套	
帽子	1个	
隔尿垫	2张	防渗、吸水
尿布	若干	勤换洗，保持干爽
纸尿裤	若干	合身、透气、吸湿性好
婴儿被	1条	因季节不同而增减
睡袋	1件	依季节不同而选择
婴儿床	1张	
婴儿专用纸巾、湿巾	若干	
棉棒	1盒	清洁肚脐、眼睛、耳道与鼻腔
奶瓶、奶嘴	2套	奶嘴可准备多个
消毒器具	1套	
婴儿指甲剪	1个	
婴儿沐浴露	1瓶	给宝宝洗澡用
婴儿专用洗衣液	1瓶	给宝宝清洗衣物
洗澡盆	1个	给宝宝洗澡用

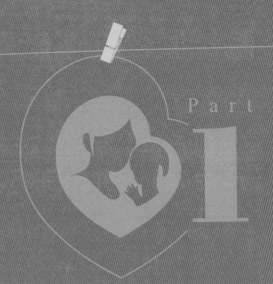

Part
1

42 天完美坐月子，
每日一读

产后第1天

顺产妈妈和剖宫产妈妈共同关注：
产后30分钟内开奶、留意阴道出血量

不想乳房胀成硬石头，就要尽早开奶

产后30分钟——开奶黄金时段

开奶就是给宝宝的第一次喂奶，无论是顺产无侧切妈妈、侧切妈妈还是剖宫产妈妈，产后30分钟是给宝宝喂奶的黄金时段。开奶越早，妈妈的乳房越不易胀痛，而开奶太晚，乳汁积聚在乳房里没有及时被吸出来，会导致乳汁淤积。

有的妈妈会说自己的乳房还没胀，甚至还没奶，怎么喂？答案是：没奶也要尽快让宝宝吸吮乳头，有利于尽早分泌乳汁。

下奶晚、奶水不足怎么办

仍然要尽早让宝宝吸吮，错过黄金时间，宝宝吸吮会觉得费力

有些新妈妈下奶晚，不会很快感觉到乳房胀痛，但也要尽早让宝宝吮吸。因为自生产结束那一刻起，母体内的激素就开始自我调节，催乳素大量分泌，而一旦错过最初让宝宝吸吮的时期，就会造成日后喂养的种种问题，并且乳汁分泌的原则是越吸越有，如果等到乳房感觉胀了再吸，宝宝吸着很费力，也容易造成乳汁淤积。

没下奶前，千万不要喝下奶汤

乳腺管不通就喝下奶汤，更容易堵塞

产后让宝宝尽早吸吮乳房，容易让乳腺管畅通，而乳腺管畅通了也就下奶了。有些妈妈经过宝宝吸吮就会下奶，有些妈妈会出现乳房肿胀、发热等，这时就要通乳了，但一定要遵医嘱。如果在妈妈没有下奶之前，乳腺管还没有彻底通畅就大量喝下奶汤，会导致乳汁一下子出来但宝宝吃不完，反而造成乳腺管堵塞，出现乳房胀痛。所以没下奶之前，千万不要随意喝下奶汤。

产后要特别留意2小时内、24小时内阴道出血量

产后第一天，新妈妈需要特别注意的就是产后出血。由于刚经历了分娩，新妈妈身体非常虚弱疲乏，这时家人要密切关注新妈妈的出血量，以防万一。因为产后出血是导致新妈妈死亡的原因之一。

产后2小时是医生关注的重点，因为80%的产后大出血都发生在这段时间。一般来说，24小时内出血量大于500毫升，就可被诊断为产后出血。

产后出血过多可导致休克、弥散性血管内凝血，甚至死亡，所以分娩后仍需在产房内观察。临床中有几个比较常见的原因可能导致新妈妈产后出血，如子宫收缩乏力、软产道的裂伤、胎盘残留等。正常情况下，胎盘应该在分娩后30分钟娩出，但由于人流次数过多、多胎妊娠等，导致胎盘粘连在子宫壁不娩出；或者由于出血过多，导致凝血机制出现障碍，无法止血。所以，一旦阴道出血较多，家人应该及时通知医生，及时处理。

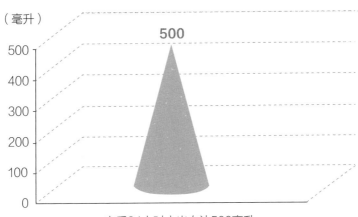

产后24小时内出血达500毫升

哺乳也能促进子宫收缩

子宫想恢复到产前的大小，就需要更加有力的收缩，这种宫缩在哺乳时尤其明显，因此，产后坚持母乳喂养也是促进子宫恢复的好办法。

这是因为女性的乳头和乳晕上有着丰富的感觉神经末梢，宝宝的吸吮刺激通过这些感觉神经末梢传入脑部的垂体后叶，会促进催产素的合成，从而反过来促进子宫肌肉的收缩，进而加速子宫的恢复。

顺产妈妈**关注会阴和排尿**

侧切妈妈要每天用温水冲洗外阴2次

会阴侧切术虽然是一个小手术，但也需要打麻药，然后切开皮肤、皮下脂肪、黏膜肌层，而麻药过后，伤口也会疼痛，更怕感染。所以，会阴侧切的妈妈在医院每天都有护士帮忙清洗外阴，如有必要，还会增加清洗次数。此外，每次便后要用消毒棉擦拭冲洗外阴，注意，应该由前往后擦，不能由后往前。

减轻会阴疼痛的小妙招

1 改变躺姿，如果伤口在左侧，应当向右侧躺，如果伤口在右侧，应当向左侧躺，可以减轻会阴疼痛。此外，家人可以为新妈妈准备柔软的坐垫，也可避免对会阴的挤压。

2 每天使用热光源照射伤口，可以促进局部血液循环，加速伤口愈合，缓解疼痛。

侧切妈妈产后1~2小时出现严重疼痛，应及时通知医生

如果会阴侧切的妈妈在产后1~2小时出现严重疼痛，且痛感越来越强，伴有肛门坠胀感，可能是由于医生缝合时止血不够导致的，这时要及时通知医生。

如遇到这种情况，一般需要拆开缝线，消除血肿，止住血点，然后重新缝合伤口，疼痛很快就会消失。

重启排尿功能，产后6~8小时一定要排尿

自然分娩的新妈妈产后第一次排尿非常重要，这与产后恢复息息相关。因为膀胱在分娩过程受到挤压，加上产后盆底肌和腹肌变得相对松弛，膀胱的敏感度降低，容易出现膀胱里有尿却没有尿意的情况，这时如果不及时排尿容易导致尿潴留，而胀大的膀胱会影响子宫收缩，极易引起产后出血。因此产后要及时主动排尿，排尿的时候要精神放松，不要过于紧张。

做子宫按摩加速子宫收缩

新妈妈生完孩子后，在肚脐周围可以触摸到圆形的子宫，可以经常在自己小腹部顺时针轻轻地按摩，通过按摩对穴位进行刺激，间接增强子宫肌的兴奋性，不仅可促进宫缩，也可促进恶露的排出。

此外，产后如果对骶尾部（尾椎）进行按摩，也可促进盆腔肌肉的收缩，增强筋膜张力，有助于子宫恢复。

顺产妈妈**食谱推荐**

顺产妈妈一日菜单

餐次	搭配建议
早餐（7：00~8：00）	小米粥 1 碗、糖水煮荷包蛋 1 个
加餐（10：00）	切片面包 2 片
午餐（12：00~12：30）	软烂面条 1 碗
加餐（15：30）	萝卜水 1 碗
晚餐（18：00~19：30）	蛋花汤 1 碗、蛋黄包 2 个
加餐（21：00）	红枣桂圆粥 1 碗

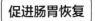

促进肠胃恢复

小米粥

材料 小米 60 克。

做法

❶ 将小米淘洗干净。

❷ 锅置火上，倒入适量清水烧开，放小米大火煮沸，再转小火，煮至小米开花即可。

功效 小米非常适合产后妈妈食用。小米富含 B 族维生素，对于产后气血亏损、体质虚弱的新妈妈有很好的补益作用，还能健脾开胃、促进睡眠。

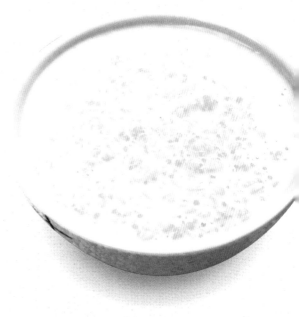

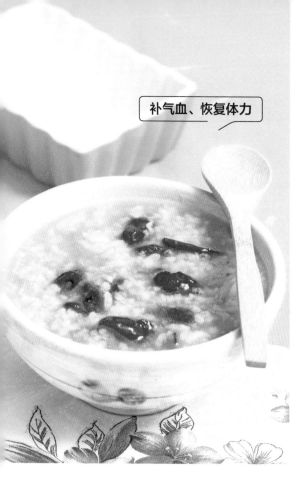

补气血、恢复体力

红枣桂圆粥

材料 桂圆肉 20 克，红枣 15 克，糯米 60 克。

调料 红糖 5 克。

做法

❶ 糯米淘洗干净，用冷水浸泡 2 小时；桂圆肉去杂质，洗净；红枣洗净，去核。

❷ 锅置火上，加入适量冷水煮沸，加入糯米、红枣、桂圆肉，用大火煮沸，再用小火慢煮成粥，加入适量红糖即可。

功效 桂圆的糖分含量很高，且含有能被人体直接吸收的葡萄糖，适宜体虚者。红枣可以补气养血，搭配糯米煮粥可以滋补气血。

糖水煮荷包蛋

材料 鸡蛋 1 个，红糖 20 克，红枣 2 枚。

做法

❶ 红枣洗净，去核。

❷ 锅置火上，放入红糖、红枣和适量清水，打入鸡蛋，煮约 10 分钟即可。

功效 鸡蛋、红糖有疗虚进补作用，适宜产后新妈妈调养食用。

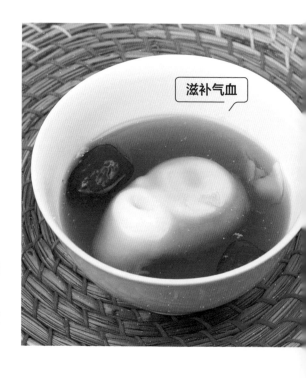

滋补气血

剖宫产妈妈排气后再进食

产后输液是否可以哺乳

产后输液主要是预防感染。医生会选择对哺乳影响小的抗生素，有的抗生素可进入乳汁，对宝宝有一定影响。但妈妈体内的药物可随着时间逐渐代谢掉，只要错开药物浓度高峰期，乳汁中的药物浓度降到安全范围内，哺乳是没有问题了。所以，不要因过分担心而放弃母乳喂养。

术后 6 小时内要禁食，待排气后再进食

术后 6 小时内新妈妈应当禁食，否则可能导致腹胀、腹压升高，不利于康复。6 小时后通常已排气，可以食用一些流食，但不要食用容易产气的食物，如黄豆、红糖等。

排气后，新妈妈适宜吃富有营养且易消化的流食，如蒸蛋羹、小米汤、藕粉等，然后依产妇体质，饮食再逐渐恢复到正常。剖宫产后应禁止过早食用鸡汤、浓鲫鱼汤等油腻肉类汤和催乳食物。剖宫产后饮食宜温热，水果要常温或温热后食用。

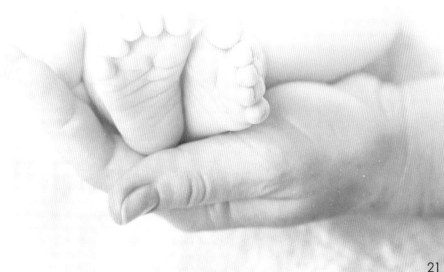

剖宫产妈妈**食谱推荐**

剖宫产妈妈一日菜单	
餐次	搭配建议
早餐（7：00~8：00）	蒸蛋羹1碗
加餐（10：00）	冲藕粉1碗
午餐（12：00~12：30）	花生红枣小米粥1碗
加餐（15：30）	藕粉粥1碗
晚餐（18：00~19：30）	小米汤1碗
加餐（21：00）	蛋花汤1碗

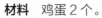 补充营养

蒸蛋羹

材料 鸡蛋2个。

调料 盐、香油各1克。

做法

❶ 鸡蛋打入碗中，加盐、适量清水搅拌均匀。

❷ 将鸡蛋液入蒸锅大火蒸约10分钟，出锅前淋上香油即可。

功效 蒸蛋羹松软滑嫩，清香爽口，富含蛋白质、钙、维生素D等多种营养物质，特别适合产后体虚、胃口不佳的新妈妈食用。

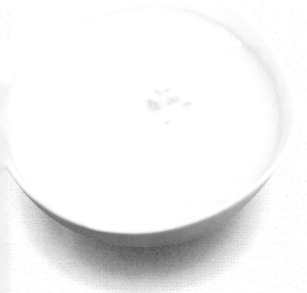

花生红枣小米粥

材料 小米、花生米各 30 克，红枣 3 颗。

做法

① 红枣去核，洗净，剁碎；小米洗净；花生米洗净，剁碎。

② 锅置火上，加入适量清水煮沸，加入红枣碎和花生碎，大火煮开，加入小米，煮至米开花儿即可。

功效 花生、红枣、小米搭配煮粥，可滋阴养血、养心安神，是产后调养佳品。

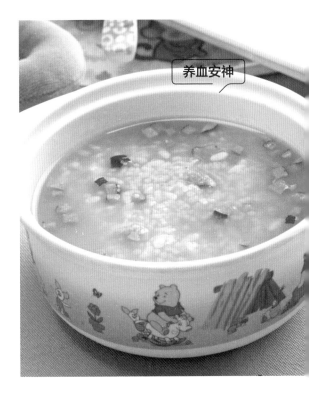

养血安神

气血双补

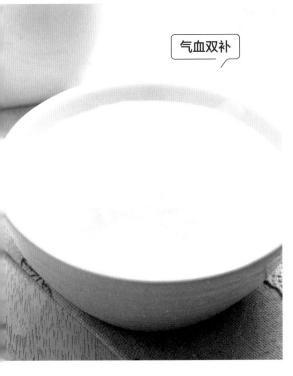

藕粉粥

材料 藕粉、大米各 25 克。

做法

① 大米洗净，放入锅中煮粥。

② 大米熟时加入藕粉，调匀即可。

功效 藕粉含铁、钙等矿物质元素，植物性蛋白质、维生素以及淀粉含量也很丰富，补益气血的效果显著，并且对增进食欲也有益。

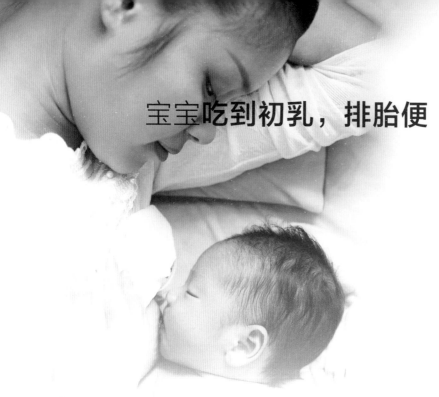

宝宝吃到初乳，排胎便

感受母爱，寻找乳汁

刚刚经历过分娩过程，宝宝对妈妈的抚摸、声音和体温都非常敏感，反应度极高。一般来说，母子皮肤接触应在分娩后 30 分钟内开始，接触时间不得少于 30 分钟。给宝宝爱抚、跟他说话，仔细看看这个小天使，让他感受到母爱。

医生会把宝宝放在妈妈肚子上或胸部下侧。宝宝靠着气味和感觉，努力向着妈妈乳房挪动，寻找第一口乳汁，这是妈妈和宝宝人生中重要的时刻。随后，妈妈可以搂抱着宝宝，让宝宝开始吸吮。

第一口初乳，获得一生的免疫力

初乳对新生宝宝是非常重要的，有助于增强宝宝身体免疫力，促进宝宝肠道健康，减少新生儿疾病的发生。

初乳除富含营养，还含有丰富的免疫球蛋白、抗体和免疫细胞，这是任何代乳品都没有的。

出生 24 小时内排胎便，是头等大事

新生儿大多会在出生后 24 小时内第一次排出墨绿色的胎便，主要是胎儿期肠道内的分泌物、胆汁、吞咽的羊水以及胎毛、胎脂、脱落的上皮细胞等在肠道内混合而成。

胎便总量大约 150 克，一般三四天排干净。如果新生儿出生后超过 24 小时不排便，就要及时就诊。因为胎便中含有大量的胆红素，所以必须尽早排出，否则会加重新生儿黄疸。

爸爸全程陪护，事儿还挺多

统筹安排，避免产后手忙脚乱

经常会有这样的事情发生：产后医生要求做什么，全家一窝蜂围上去，而新妈妈没人管。因此，爸爸在临产前首先要做的一件事是：将能帮忙的家人进行统筹安排，人少怎么增加，人多怎么错开，有条不紊。

这些事情不会浪费很多时间，但是也要用心。爸爸要综合分析各人的特点和优势，结合事情合理分配任务，谁负责买东西、吃饭问题、亲戚来了谁负责接待、病房应该留谁、产房门口谁留守等。

周密安排不仅能让新妈妈少操心，还能有效缓解产前、产后的焦虑，让妈妈有足够的安全感和信心去面对生产过程。

帮助剖宫产妈妈按摩全身肌肉，促进血液循环

剖宫产手术结束后，新妈妈往往受麻药的影响而导致肌肉僵硬，尤其是下肢肌肉甚至是没有感觉的。这时，爸爸帮助剖宫产妈妈做按摩，按按四肢和全身的肌肉，促进血液循环。如捏双臂和双腿、帮助腿部做屈伸运动等，为新妈妈尽早排便和下床行走做准备。

新妈妈出汗较多时，可为其用温水擦拭

产后，因为要将多余的水分及代谢废物排出体外，新妈妈这时不仅尿量增多，皮肤汗腺的分泌也比较旺盛，出汗较多，尤其是睡眠和初醒时更明显，稍一活动就全身汗渍渍的，很是难受。

建议爸爸为新妈妈用温水擦拭，身上干爽清净，不仅有利新妈妈的身体健康，心情也会好很多。注意，擦拭后注意更换清洁、舒服、薄厚合适的衣服。

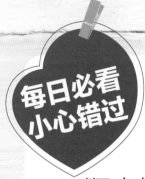

产后第 2 天

顺产妈妈和剖宫产妈妈共同关注：
分泌初乳、红色恶露量增加

大部分妈妈开始分泌初乳

初乳量少却十分珍贵，且不可替代

大部分新妈妈在产后第二天或第三天，双侧乳房发胀，开始分泌乳汁，这时分泌的奶量较少，是初乳，对宝宝来说十分珍贵，尽管量少，也一定要喂给宝宝吃。

初乳富含抗体及宝宝所需要的各种酶类、碳水化合物等，具有高蛋白质、低脂肪的特点，初乳中的免疫物质可以在宝宝未成熟的肠道表面形成一层保护层，阻止细菌、病毒的附着，这些是任何代乳品都无法提供的。

妈妈在整个哺乳期分泌的乳汁成分是变化的，一般分为四个阶段，初乳一般只持续 4~5 天。

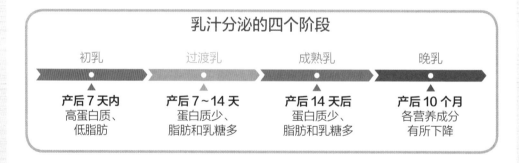

乳汁分泌的四个阶段

初乳	过渡乳	成熟乳	晚乳
产后 7 天内 高蛋白质、 低脂肪	产后 7~14 天 蛋白质少、 脂肪和乳糖多	产后 14 天后 蛋白质少、 脂肪和乳糖多	产后 10 个月 各营养成分 有所下降

产后 1～2 天没有奶水别担心

新生儿从母体中已经带够了维持 1～2 天的粮食

有些新妈妈会因为自身的原因，在产后 1～2 天没有初乳分泌，这会让新妈妈焦急万分。其实，新妈妈大可不必担心，因为新生儿头 1～2 天是不需要什么食物的，新生儿从母体中已经带够了维持 1～2 天的粮食。新妈妈可以让宝宝多吸吮，促进泌乳反射，增加乳汁分泌。

多喝水可以增加泌乳

母乳喂养时要勤喝水。乳汁的主要成分就是水，所以母乳喂养的妈妈一定要注意多喝水，不然妈妈的体内容易缺水，奶水自然不会充足。一天除了喝6~8杯的水，喝牛奶300~500克，下奶后可适量喝去脂鸡汤、鱼汤等下奶汤。

不过，产后一周之内不要一次性大量喝水。因为产后全身细胞呈水肿状态，若一次饮水过多，容易加重水肿并影响营养物质的摄入。

吃蔬菜和水果，但不要吃凉的

传统观念认为在月子期间蔬菜和水果要少吃甚至不吃，其实，新鲜的蔬果富含维生素和矿物质，可以弥补肉类、蛋类的营养不足，能开胃、增食欲、润泽肌肤，还能帮助消化及排便，防止产后便秘的发生。产后第二天可以适当吃些水果和蔬菜了，但是切记不能吃凉的。

禁止吃油腻、寒凉的食物

产褥早期胃肠肌张力仍较低，肠蠕动减弱，新妈妈食欲欠佳，这时若大量进食过于油腻的食物、骤然进补，反而使身体难以接受，易引起消化不良、吸收不良。因此饮食一定要清淡，不要过于油腻。在喝汤的时候，为了避免过于油腻，可以将上层的油撇除再喝。

寒凉的食物会妨碍产后身体正常恢复。从冰箱拿出来的酸奶、水果等食物，要放至常温后再食用。

产后第1~3天排红色恶露，量多

生产结束至产后2~3周，妈妈的阴道内会有血样分泌物流出，这就是恶露。恶露在产后1~3天内分泌量较多、呈红色，称为血性恶露或红色恶露，类似月经甚至比月经量多。恶露的颜色和量是随着时间变化的，一般产后1~3天是红色恶露，从第4天开始转为浆性恶露，大概持续到第10天转为白色恶露，白色恶露一般在产后3~4周基本排干净。妈妈产后尽快哺乳，通过宝宝的吮吸能促进子宫收缩，从而促进恶露排出。

顺产妈妈**试着下床活动**

适当下床走走

顺产新妈妈不要总是躺在床上，这样不利于身体恢复，还会降低排尿的敏感度，引起尿潴留，甚至导致血栓的形成。因此，可以根据自己的身体情况适当下床活动，如果感觉力不从心，可以让家人搀扶着在房间里走一走。注意动作要轻、要慢，并且不宜走太久，走几分钟就休息一下，一天多走几次。

恢复好的新妈妈可以做产褥操了

对于没有侧切、恢复较好的顺产新妈妈来说，产后 24 小时就可以开始做产褥操了，既能为产后形体恢复打下基础，也能促进内脏器官的恢复。新妈妈做产褥操时要注意从轻柔的动作做起，循序渐进，动作要缓，可在每天清晨起床前和晚上临睡前各做 10~15 分钟。

1 仰卧在床（瑜伽垫）上，两腿屈膝并拢，脚平放在床（瑜伽垫）上。

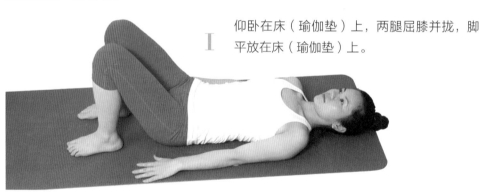

2 双手轻轻放在胸口，慢慢地做深吸气，感觉腹部鼓起，然后慢慢呼气，在呼气的同时收腹部肌肉。稍停片刻，再重复上述动作 4 次。

顺产妈妈**食谱推荐**

顺产妈妈一日菜单	
餐次	**搭配建议**
早餐（7：00~8：00）	疙瘩汤1碗 + 青菜煎饼2张
加餐（10：00）	鸡蛋豆腐羹1碗
午餐（12：00-12：30）	米饭1碗 + 糯米莲子百合粥1碗 + 红菇炖蒸鸡1盅
加餐（15：30）	全麦面包片2片 + 豆浆1杯
晚餐（18：00~19：30）	香菇胡萝卜面1碗
加餐（21：00）	酸奶1杯（温水浸泡）+ 全麦饼干2块

疙瘩汤

补充体力

材料 面粉50克，鲜香菇30克，鸡蛋1个，虾仁、菠菜各20克。

调料 盐1克，香油少许，高汤适量。

做法

❶ 虾仁去虾线，洗净，切碎；鲜香菇洗净，切丁；鸡蛋取蛋清，与面粉、适量清水和成面团，揉匀，擀成薄片，切成小丁，撒入少许面粉，搓成小球；蛋黄打成蛋液；菠菜洗净，焯水，切段。

❷ 锅中放高汤、虾仁碎、面球煮熟，加蛋黄液、盐、香菇丁、菠菜段煮熟，最后淋香油即可。

功效 疙瘩汤可以使面粉等食材中的多种营养素保存在汤中，很好地避免营养损失。

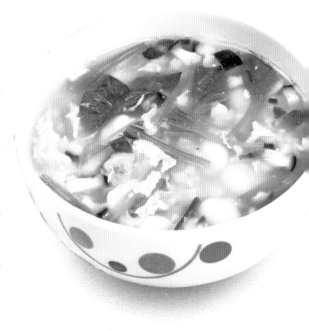

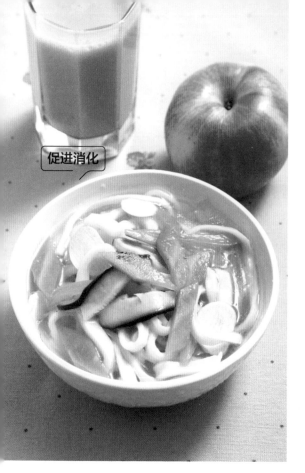

促进消化

香菇胡萝卜面

材料 拉面 150 克，鲜香菇、胡萝卜各 30 克，菜心 100 克。

调料 盐 1 克，葱花 5 克。

做法

❶ 菜心洗净，切段；香菇、胡萝卜洗净，切片。

❷ 锅内倒油烧热，爆香葱花，加足量清水大火烧开，放入拉面煮至软烂，加入香菇片、胡萝卜片和菜心段略煮，加盐调味即可。

功效 香菇健脾胃、益气血，与胡萝卜搭配煮面可润肠通便、促进消化，对食欲缺乏的新妈妈有益。

红菇炖蒸鸡

材料 净土鸡 300 克，干红菇 15 克。

调料 姜片 8 克，盐 2 克。

做法

❶ 净土鸡洗净，切小块，放入开水中焯去血水，然后放入锅中，加入适量清水和姜片，上锅蒸 30 分钟。

❷ 干红菇去蒂，用水泡发，洗净，然后放入炖鸡锅中，继续蒸炖 10 分钟，加盐调味即可。

功效 鸡肉有温中益气、活血脉、强筋骨的功效，红菇有滋阴、补肾、活血等功效，经常食用能强身健体。二者搭配，对产后身体恢复极为有益。

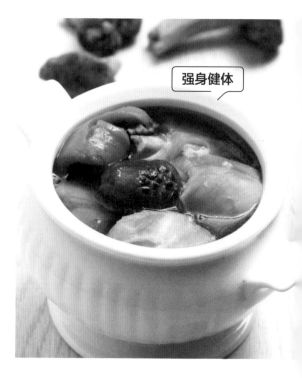

强身健体

剖宫产妈妈**关注排尿和缓解伤口疼痛**

拔掉导尿管后及时排尿

剖宫产妈妈在手术前就会被放置导尿管，一般在术后24~48小时之内待膀胱肌肉恢复收缩排尿功能后将其拔出。导尿管拔出后，新妈妈要尽快排便，以降低排尿困难的可能性，以及因长时间使用导尿管而引起尿路感染的危险。

需要用止痛药吗

术后麻醉药的药效逐渐消失，腹部伤口的痛楚开始了，伤口会传来阵阵疼痛，但这种疼痛在几十分钟后会有所缓解，不需要使用止痛药。情况特殊的新妈妈，比如血小板数量较低，医生会根据具体情况使用止痛药。

两种缓解疼痛的简易方法

剖宫产后的第2天，很多妈妈感到伤口十分疼痛，家人可以通过下面的方法帮助新妈妈缓解伤口痛：

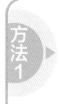

当新妈妈侧躺哺乳宝宝时，可在其腰下放一个枕头以作支撑，可减轻疼痛。

如果刀口出现痒痛，可以在医生的指导下使用一些药物减轻疼痛或者瘙痒。此外，拆线之后，避免身体过度伸展。

剖宫产妈妈**食谱推荐**

剖宫产妈妈一日菜单	
餐次	**搭配建议**
早餐（7：00~8：00）	猪肝菠菜粥 1 碗
加餐（10：00）	紫米粥 1 碗
午餐（12：00~12：30）	奶酪蔬菜蛋汤 1 碗
加餐（15：30）	鲜虾蒸蛋 1 碗
晚餐（18：00~19：30）	猪血大米粥 1 碗
加餐（21：00）	鸡丝粥 1 碗

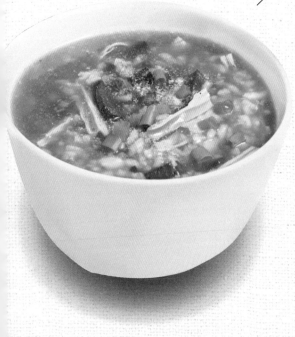

补血、排毒

猪血大米粥

材料 大米 100 克，猪血 50 克，水发腐竹 35 克。

调料 葱花 5 克，酱油、盐各 1 克。

做法

❶ 大米、猪血、腐竹分别洗净，猪血切条，腐竹切段。

❷ 锅内倒水烧沸，加大米煮熟，放腐竹煮熟，再放入猪血煮熟，加盐、酱油调味，撒上葱花即可。

功效 猪血可防治新妈妈患缺铁性贫血，还能排毒润肠，与大米、腐竹搭配，可通血脉、补虚损、健脑。

鲜虾蒸蛋

材料 鸡蛋1个，鲜虾2只。

调料 盐1克，葱末5克。

做法

❶ 把鲜虾处理干净，取虾仁；鸡蛋打散，加入盐和温水，搅拌均匀。

❷ 先在容器的内壁上均匀地抹上一层油，然后把蛋液倒入容器，加入虾仁、葱末一起隔水蒸熟即可。

功效 鲜虾和鸡蛋都富含钙质，可补虚健体、通络止痛，适宜身体虚弱、乳汁不通的新妈妈食用。

补钙、催乳

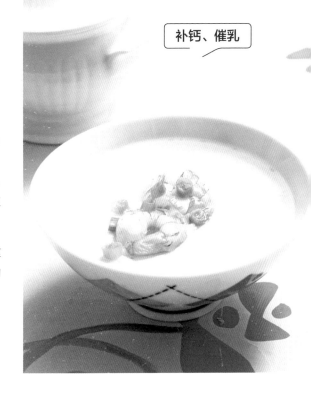

补钙、通乳

奶酪蔬菜蛋汤

材料 西芹100克，胡萝卜50克，面粉、奶酪各20克，鸡蛋1个。

调料 盐3克。

做法

❶ 西芹、胡萝卜分别洗净，切末；鸡蛋磕入碗中打散，加入奶酪和少许面粉打匀。

❷ 锅中加入适量水烧开，淋入蛋液，撒西芹末、胡萝卜末，煮片刻后加盐调味即可。

功效 奶酪含丰富的钙质，可补钙，而且可以增进食欲；搭配鸡蛋、胡萝卜、西芹，补钙的同时又能增加蛋白质和维生素的摄入。

宝宝决定妈妈的泌乳量

喂奶时间看宝宝的吸吮时间

产后第 2 天，宝宝还没有熟悉吸乳的方式，吸乳时间较长，但吸乳量不多。消化母乳的时间是 1.5~2 小时，消化奶粉的时间是 3~3.5 小时。

因为新妈妈还没有掌握哺乳要领，且母乳的分泌量也不是很多，所以喂奶时间要看宝宝的吸乳时间，从而逐渐掌握宝宝的吸乳量。但一侧最好不要超过 20 分钟，以免宝宝疲劳，或吸入过多空气造成吐奶。

喂奶后最好给宝宝拍嗝

喂奶后，宝宝常常会吐奶，这与宝宝吸奶时吸入空气有关。其实防止吐奶的方法很简单，妈妈每次喂完宝宝，可以给宝宝拍拍嗝，让他把吸入的空气吐出来，就不容易吐奶。

❶ 先铺一条毛巾在妈妈的肩膀上，防止妈妈衣服上的细菌和灰尘进入宝宝的呼吸道。

❷ 右手扶着宝宝的头和脖子，左手托住宝宝的小屁屁，缓缓竖起，将宝宝的下巴处靠在妈妈的左肩上，靠肩时注意用肩去找宝宝，不要硬往上靠。

❸ 左手托着宝宝的屁股和大腿，给他向上的力，妈妈用自己的左脸部去"扶"着宝宝。

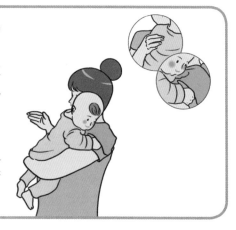

喂奶后不能马上洗澡

如果喂完奶立刻洗澡，会影响消化，容易出现吐奶。因此，最好在喂奶 30 分钟后洗澡。不过，最好的方法是先洗澡，再喂奶。

此外，宝宝晚上不睡觉时，可以给宝宝洗个澡，这样易使宝宝更快地进入睡眠状态。水温要在 38~42℃，用水温计测量。

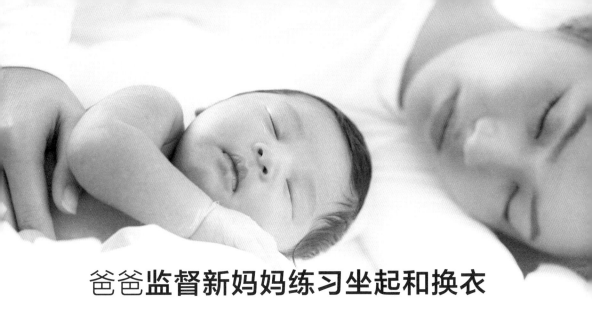

爸爸**监督新妈妈练习坐起和换衣**

产后易出汗，及时帮新妈妈更换睡衣、床单

产后新妈妈不仅尿量明显增多，而且皮肤汗腺的分泌也比较旺盛，出汗较多，尤其是睡眠和初醒时更明显。褥汗一般 10 天左右会有所好转。

新妈妈的睡衣、床单等衣物，爸爸一定要勤为其换洗，保持衣物的洁净、干燥，避免细菌入侵身体导致疾病。

新妈妈听流水声，促进排尿

拔掉导尿管后，有些新妈妈可能迟迟没有排尿，可用流水声刺激其产生尿意，促进排尿，以免憋尿时间长了，膀胱处于高张力状态。

爸爸可找来较大容器（如大桶的矿泉水水桶）接满水后，在妈妈床边慢慢地倒入另一个容器中。注意不要中断，最好同时准备两个水桶，轮换倒水：一个倒空后，另一个马上接替上，再让其他人拿空桶去接水。

此外，还可以用棉纱布沾温水为其擦洗外阴，促进排尿。但不能擦拭时间过长，以 3~5 分钟为宜。

为新妈妈按摩乳房

要特别注意观察新妈妈的乳房。一般来说，乳房开始出现胀痛发生在产后 2~7天。一旦发生，爸爸要帮助新妈妈用毛巾热敷乳房（避免烫伤），并轻轻按摩，使乳腺管通畅。当宝宝吮吸无力或吸奶不尽时，可协助新妈妈用吸奶器吸出来，防止乳汁淤积而诱发乳腺炎。

产后第3天

顺产妈妈和剖宫产妈妈共同关注：
作息尽量和宝宝同步

宝宝睡你就睡

抓紧一切时间休息，使自己更有精力照顾宝宝

到了今天，妈妈的身体已经有所恢复，能做的事情也多了，如喂奶、换尿布、哄宝宝睡觉等，这些都让妈妈的休息睡眠时间大打折扣。睡眠质量下降加上劳累，让很多妈妈疲惫不堪。所以，为了自己和宝宝的健康，妈妈要根据宝宝的生活规律调整自己的作息时间，当宝宝睡觉的时候，妈妈也要抓紧时间休息，这样才能保证有足够的精力照顾好宝宝。

床垫不宜过软

骨盆未恢复，软床易致骨盆损伤，引起腰骶部疼痛等

女性在妊娠末期会分泌一种叫松弛素的激素，可以使生殖道的韧带和关节松弛，以利于产道扩张，从而有助于胎宝宝的顺利娩出。分娩后，妈妈的骨盆尚未恢复，缺乏固定性，如果睡在过软的床上，起床或翻身稍有不慎，都可能影响骨盆恢复，引起腰骶部疼痛、下肢运动困难等。

因此，妈妈坐月子期间不要睡过软的床，最好选择床垫较硬的床或板床。

什么样的床垫适合新妈妈

要选择透气性、散热性好的

1.坚固。要保证在翻身时不会晃动，各个部位都能承受你的体重。

2.软硬适中。软床垫会降低脊椎承托，而床垫过硬又不舒服，所以可以选择高弹性的弹簧床垫。

3.面料要透气、散热、防潮。

多吃有助于睡眠的食物

到了今天，新妈妈身上的诸多困扰都有所缓解，开始有精力照顾宝宝了。因而妈妈对宝宝的事情都想亲力亲为，结果精神紧张，夜里睡觉也想着及时给宝宝喂奶，容易失眠。这时家人可以给妈妈准备一些能够调节神经功能、改善睡眠的食物。

小米

有健胃、和脾、安眠的功效。其色氨酸含量在所有谷物中独占鳌头，色氨酸能促进大脑神经细胞分泌五羟色胺，使大脑的思维活动受到暂时抑制，让人产生困倦感。小米熬成粥，临睡前食用，可使新妈妈安然入睡。

桑葚

能"聪耳、明目、安魂、镇魄"。常用来改善阴虚阳亢引起的眩晕失眠。取桑葚煎汁，熬成膏，加蜂蜜适量调匀。每次1~2匙，温水冲服。

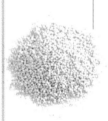

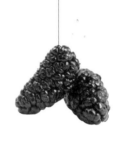

莲子

含有的莲心碱、芦丁等成分，能使人快速入睡，有养心安神的作用。睡前可将莲子煮熟加白糖食用。

桂圆

有补心益脑、养血安神的作用。睡前饮用桂圆茶或取桂圆加白糖煎汤饮服，对改善睡眠有益。

可以用指漱法刷牙

传统月子认为"坐月子时不能刷牙、漱口"，其实这种做法是没有科学依据的，不坚持刷牙、漱口，会危害新妈妈和宝宝的健康。

不过，产后前3天采用指漱最好。指漱就是把食指洗净或在食指上缠上纱布，以此来充当牙刷，然后把牙膏挤于手指上，像正常刷牙一样在牙齿上来回、上下反复擦拭，用温水漱口，最后再用手指按压牙齿数遍。

从第4天开始，可用牙刷。新妈妈的牙刷可以选择专门的产妇软毛牙刷，也可选择海绵质地的，注意刷牙动作要轻柔。

此外，饭后要注意漱口，及时清理牙缝残留的食物残渣，养成保护牙齿的好习惯。

顺产妈妈**出院回家**

事先准备，从容出院

家人应该将新妈妈出院的衣服提前准备好，接到医生的出院通知时，可以从容地回家。要根据季节的不同选择合适的衣服，但要保证衣服能遮盖住身体重要部位。此外，上衣尽量选择开襟的，因为回家途中可能会给宝宝哺乳，开襟的衣服方便哺乳。上衣要接触宝宝娇嫩的皮肤，最好选择刺激性小的棉质面料。

室内温度保持 24~26℃

新妈妈的房间温度以 24～26℃、体感微热状态为好。温度过高或过低时，新生儿会将自身热量消耗在体温调节上，这样会影响宝宝的生长发育。

保证室内适宜湿度和清洁

室内湿度冬季为 40%～60%，夏季为 50%～60%。天气干燥时，可使用加湿器，并做好加湿器清洁。使用加湿器时不要直接对着妈妈和宝宝。

为预防感染，要时刻保持室内空气清新。通风换气时，妈妈和宝宝都要离开房间，等到卧室冷空气较少时再回去。

夏季屋里可以开空调吗

在炎热的夏季，有些妈妈穿着长裤，不敢开空调，导致中暑、长痱子。其实，夏季高温时，房间内是可以开空调的，但有一定的条件限制。

1 室内温度在 24～26℃为宜，且妈妈和宝宝都要穿长衣长裤和袜子。

2 最好选择健康型的空调，如有负离子、光触媒等功能的空调。

3 注意不要让空调的冷风直对着妈妈和宝宝吹。

4 睡觉时最好不要开空调，如果一定要开，要盖好被子，避免着凉。

春天坐月子更应防风御寒

春季，万物复苏，气候逐渐变得暖和起来。但是，春季的风比较寒冷，中医认为，风为百病之长。分娩后，新妈妈身体非常虚弱，腠理空疏、百节空虚，这时风邪最容易乘虚而入，导致产妇出现感冒、头痛、四肢关节疼痛等症状，所以春天坐月子，新妈妈更需要注意防风御寒。

顺产妈妈**食谱推荐**

顺产妈妈一日菜单

餐次	搭配建议
早餐（7：00~8：00）	牛肉小米粥1碗 + 煮鸡蛋1个 + 玉米饼1个
加餐（10：00）	双耳羹1碗
午餐（12：00~12：30）	番茄鸡蛋面1碗 + 西芹百合1盘 + 麻油猪肝1小碗
加餐（15：30）	红薯玉米面糊1碗
晚餐（18：00~19：30）	红枣莲子粥1碗 + 蒸玉米半根 + 公鸡汤1碗
加餐（21：00）	藕粉1碗

牛肉小米粥

补气补虚

材料 小米100克，牛瘦肉50克，胡萝卜20克。

调料 姜末5克，盐1克。

做法

❶ 小米洗净；牛瘦肉洗净，切碎；胡萝卜洗净，去皮，切小丁。

❷ 锅置火上，加适量清水烧沸，放入小米、牛肉碎、胡萝卜丁，大火煮沸后转小火煮至小米开花，加入姜末煮沸，加盐调味即可。

功效 小米可滋阴、健脾、养胃、补血；牛瘦肉富含蛋白质，可促进伤口愈合、提高免疫力，还能补气。这款粥适合产后体虚的新妈妈食用。

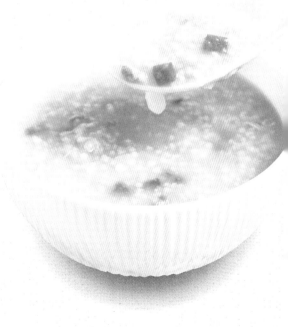

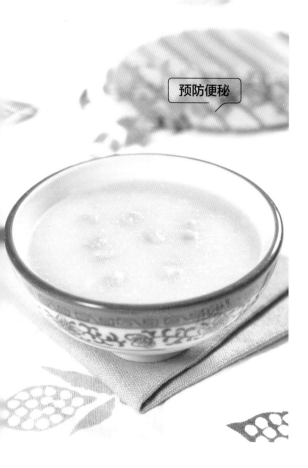

预防便秘

红薯玉米面糊

材料 红薯 80 克，玉米面 100 克。

做法

❶ 红薯去皮，洗净，切块，放入锅中，加适量水大火煮沸，转小火熬煮。

❷ 玉米面中加少量清水，搅匀后倒入煮熟的红薯汤中，待汤浓稠煮沸即可。

功效 玉米、红薯粥属于粗粮，富含 B 族维生素，钾、镁等矿物质含量也很丰富。二者还含有丰富的膳食纤维，能促进肠道蠕动，预防便秘、产后肥胖、糖尿病等疾病。

双耳羹

材料 干银耳、干木耳各 10 克。
调料 葱花 3 克，盐 1 克。
做法

❶ 干银耳、干木耳分别用清水泡发，择洗干净，切碎。

❷ 蒸锅置火上，将银耳碎、葱花和木耳碎放入大碗中，倒入适量清水，入蒸锅，大火蒸 15 分钟，加盐调味即可。

功效 银耳可滋阴润燥，木耳富含胶质，可吸附肠道内的杂质并将其排出体外，还能补铁。双耳羹不仅口感嫩滑，还能补血，产后新妈妈可经常食用。

补铁补血

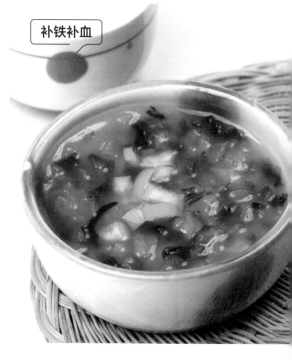

剖宫产妈妈
开始适应疼痛，还要留意伤口

适应疼痛

产后第3天，妈妈基本适应了伤口及宫缩的疼痛。护士会通过给妈妈伤口换药，了解伤口有无渗血、有无红肿发炎，及时了解妈妈的身体恢复情况。在这个过程中，妈妈会感到小小的不适感，但是可以承受。

可以适当下床活动

一般来说，新妈妈无特殊情况，剖宫产后2~3天就可以下床活动了。早下床活动可以促进瘀血排出，减少感染发生，还可促进肠胃蠕动和排气，防止肠粘连，这对剖宫产的新妈妈是很重要的。另外，还有利于防止便秘、尿潴留的发生。

保持伤口清洁

剖宫产妈妈在术后1周内，要避免弄湿腹部伤口，所以这个时候妈妈不宜进行淋浴或盆浴，可以采用擦浴。剖宫产1周后就可以淋浴了，不过恶露没有排尽之前一定要禁止盆浴。

侧卧喂奶，以免压迫伤口

躺着喂奶对坚持母乳喂养是非常有必要的，因为这样有利于夜间的哺乳。尤其是剖宫产妈妈，一开始就只能采取侧卧的方式喂奶，这样既有利于避免压迫伤口，还能避免腰酸背痛。

避免大笑，以免牵拉伤口

剖宫产妈妈伤口正处于恢复期，此时大笑、咳嗽、弯腰、起床等日常行为都会牵拉伤口而引起疼痛。为了伤口的良好恢复，建议新妈妈要尽量避免大笑，弯腰、起床时最好有人在身边帮忙。

蔬果、鸡蛋、瘦肉适量多吃

多吃蔬果、鸡蛋、瘦肉等富含维生素、矿物质、优质蛋白质的食物。这些食物能促进血液循环，改善皮肤代谢功能。蔬果可温热后食用，避免吃凉拌菜。同时，忌大量吃辣椒、葱、蒜等刺激性食物。

剖宫产妈妈**食谱推荐**

剖宫产妈妈一日菜单

餐次	搭配建议
早餐（7：00~8：00）	田园蔬菜粥 1 碗 + 馒头 1 个 + 煮鸡蛋 1 个
加餐（10：00）	红豆鲫鱼汤 1 碗
午餐（12：00~12：30）	枸杞红枣粥 1 碗 + 柿子椒炒鸭片 1 盘 + 米饭 1 碗
加餐（15：30）	牛奶 1 杯 + 小蛋糕 1 块
晚餐（18：00~19：30）	鸡蓉玉米羹 1 碗 + 炒青笋 1 盘 + 米饭 1 碗
加餐（21：00）	奶香蛋花汤 1 碗 + 核桃仁 3 颗

补充维生素和膳食纤维

田园蔬菜粥

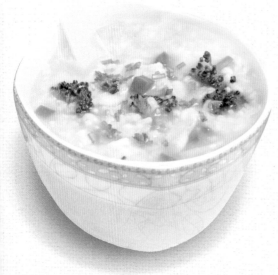

材料　大米 100 克，西蓝花、胡萝卜各 40 克。

调料　香菜末 3 克，盐 1 克。

做法

❶ 西蓝花洗净，掰成小朵；胡萝卜洗净，去皮，切丁；大米洗净。

❷ 锅置火上，倒入适量清水大火烧开，加大米煮沸，转小火煮 20 分钟，下入胡萝卜丁煮至熟烂，倒入西蓝花煮 3 分钟，再加入盐、香菜末拌匀即可。

功效　大米粥中添加几种蔬菜，可使剖宫产妈妈补充更多的维生素，可改善皮肤代谢功能，促进伤口愈合。

鸡蓉玉米羹

材料 玉米粒 50 克，鸡胸肉 30 克，豌豆 20 克。

调料 盐 1 克，水淀粉 10 克，葱花 5 克。

做法

❶ 玉米粒、豌豆分别洗净，沥干；鸡胸肉洗净，切碎。

❷ 锅内倒油烧热，加鸡肉碎炒散，加入玉米粒、豌豆和适量水煮 30 分钟，加盐调味，用水淀粉勾芡，撒上葱花即可。

功效 玉米健脾开胃，缓解便秘，也可调节神经系统功能。与鸡肉搭配，可补虚健体。

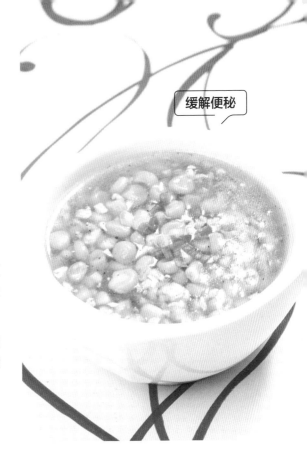

缓解便秘

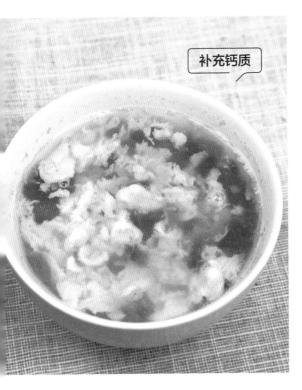

补充钙质

奶香蛋花汤

材料 奶酪、面粉、西芹、番茄各 20 克，鸡蛋 1 个。

调料 骨汤 1 大碗，盐 1 克。

做法

❶ 西芹洗净，切碎；番茄去皮，洗净，切碎；奶酪与鸡蛋一起打散，加面粉搅匀。

❷ 骨汤烧开，用盐调味，淋入调好的蛋液。

❸ 最后撒上西芹碎、番茄碎略煮即可。

功效 鸡蛋、奶酪都是富含钙的食物，可以为新妈妈提供钙质，避免乳汁中钙质缺乏。

宝宝抱和放，有技巧

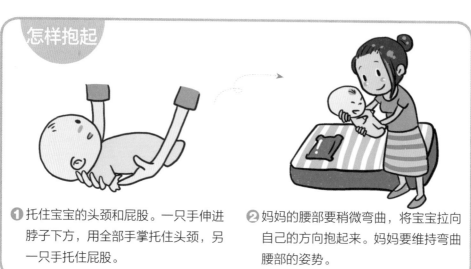

❶ 托住宝宝的头颈和屁股。一只手伸进脖子下方，用全部手掌托住头颈，另一只手托住屁股。

❷ 妈妈的腰部要稍微弯曲，将宝宝拉向自己的方向抱起来。妈妈要维持弯曲腰部的姿势。

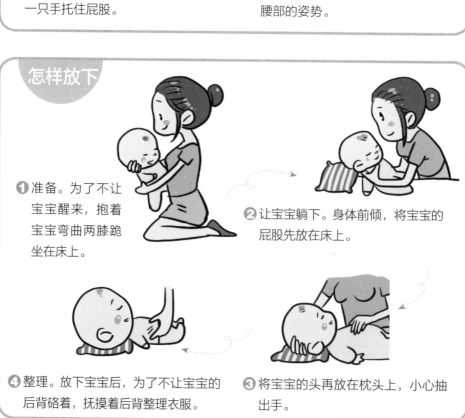

❶ 准备。为了不让宝宝醒来，抱着宝宝弯曲两膝跪坐在床上。

❷ 让宝宝躺下。身体前倾，将宝宝的屁股先放在床上。

❹ 整理。放下宝宝后，为了不让宝宝的后背硌着，抚摸着后背整理衣服。

❸ 将宝宝的头再放在枕头上，小心抽出手。

爸爸营造良好的休养氛围

协助妈妈下床走走

新妈妈生产时会消耗很多体力，易感到疲劳，的确需要好好休养，但长时间卧床休息也不利于身体恢复。如无特殊情况，爸爸应协助新妈妈下床走走，以促进宫内积血排出，减少感染的发生。

制订亲友探访时间表

宝宝出生是件大事，亲朋好友纷纷探望。很多妈妈又没办法拒绝和抱怨，只好牺牲自己的休息时间来接待。其实，细心的爸爸可以提前跟亲友打好招呼，最好制订一个探访时间表，在宝宝出生前发给亲友们，以免在同一时间让新妈妈接待过多的亲友。

此外，大部分客人都可以由爸爸及家人接待，在客厅闲话家常即可，如果新妈妈必需亲自接待，也最好将时间限制在 10 分钟内。当然，最好还是满月后再让新妈妈接待亲友探访。

新妈妈热水泡脚时，给她捏捏脚

每晚舒舒服服地用热水泡泡脚，会缓解新妈妈一天的疲劳，既保健又解乏。当新妈妈泡脚时，爸爸可以为其按摩足趾和足心，对恢复体力、促进血液循环、消除肌肉和神经疲劳大有好处。

给妈妈营造舒适的睡眠环境

爸爸为新妈妈营造一个舒适温馨的睡眠环境是很重要的，良好的休息才能促进身体的恢复。干净清爽的卧室、被褥，舒适的灯光，都是让妈妈好好休息的重要条件。

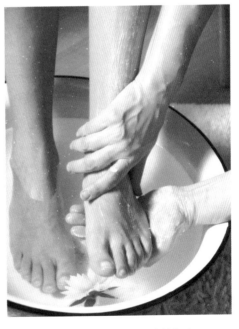

用40℃的温水泡泡脚，以10分钟为宜。

产后第4天

顺产妈妈和剖宫产妈妈共同关注：
乳汁够宝宝吃吗

仔细观察，就知道宝宝吃得够不够

观察宝宝的吞咽声、排尿、排便情况

母乳喂养时，不可能将乳汁挤出来称重估算宝宝的摄入量。一般来说，通过观察宝宝的情绪和尿量来判断。妈妈可以参照以下几项来判断乳汁分泌够不够宝宝吃。

❶ 每天 8~12 次母乳喂养。

❷ 每次哺乳完，至少一侧乳房已经排空。

❸ 哺乳时，宝宝有节律地吸吮，伴有听得见的吞咽声音（如果宝宝光吸吮不吞咽或咽得少，说明母亲奶量不足）。

❹ 生后前 2 天，宝宝至少排尿 1~2 次（如果存在粉红色尿酸盐结晶的尿，应该生后第 3 天消失）。

❺ 生后第 3 天开始，每 24 小时排尿应达到 6~8 次（换下 4~6 个沉甸甸的纸尿裤）。

❻ 胎便是墨绿色的，一般前 3 天就能排尽，每天排便 4~5 次。以后每天排便 3~4 次。

❼ 第 3 天后，每天可排软黄便达 4~6 次。

别让推荐量限制宝宝喂养

推荐量不适合所有宝宝，不必太过拘泥于推荐量

母乳喂养时间极具个性化。父母不要太纠结于宝宝的吃奶量、吃奶时间是否与推荐量相同。所有的建议只是参考，每个宝宝各有特点，不是所有的推荐量都一定与自己的宝宝完全符合。

按需喂养，饥饿是基础

新生儿出生时，具备了良好的饥饿感知，随着成长和智力发育，宝宝胃排空后，会通过行为、表情来传达饥饿信号。在饥饿的早期他也会有预警，通常表现为身体活动增加、脸部表情逐渐增多，后续则会用哭闹等行为来表达饥饿。

所以，饥饿引起哭闹时应及时喂哺，不要限制喂奶次数和时间间隔。3 月龄以内的宝宝每天喂养次数在 8 次以上，出生后的最初阶段会在 10 次以上。随着宝宝的不断生长，喂奶次数会逐渐减少，喂奶间隔会延长，慢慢地会表现出一定的规律性。

如果乳房胀痛要及时按摩，疏通乳腺管

产后乳房在雌激素、孕激素、催乳素的刺激下，乳腺管和乳腺腺泡会进一步发育，双侧乳房会充血而开始发胀、膨大，有胀痛感及触痛。新妈妈在产后第一时间就要掌握正确的乳房按摩手法，可以促进乳腺管通畅，刺激乳汁的分泌。平时要及时挤出多余的奶水，并且要经常轻轻按摩乳房，有利于乳房分泌乳汁。

优质母乳怎么保证

新妈妈营养充足是泌乳的基础，而食物多样化是营养充足的基础。每日三餐及加餐保证食物多样化，才能达到平衡膳食。

平衡膳食 = 每周 50 种食物

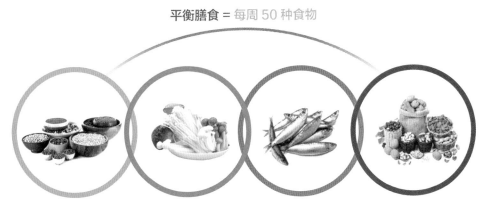

谷类、薯类、杂豆类，每天 3~5 种　　蔬菜、菌藻和水果，每天 4~10 种　　鱼禽肉蛋食物，每天 3~5 种　　奶类、坚果类食物，每天 2~5 种

顺产妈妈**吃些通乳且清淡的食物**

值得亲近的通乳食物

丝瓜
能起到凉血解毒、通经络、利血脉的效果，还能疏通乳腺，促进下奶。

莲藕
富含蛋白质及钙、磷、铁等矿物质，是新妈妈产后下奶佳品。

木瓜
含有的凝乳酶有通乳、催乳的作用，特别适合少乳、乳汁不下、乳房胀痛的新妈妈食用。

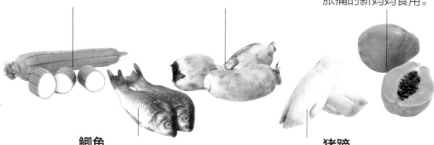

鲫鱼
所含的蛋白质优质齐全，钙、磷、钾、镁等含量高，有健脾利胃、活血通络的功效，自古以来就是产后的补益佳品。

猪蹄
猪蹄富含蛋白质，能有效促进乳汁分泌，提升乳汁质量。建议将脂肪较多的地方去除后再烹制，或撇去油脂再食用。

可以喝些催乳汤

　　一般产后第 4 天，妈妈开始正式分泌乳汁了，也有的会稍晚些。开始泌乳后，新妈妈可适当多喝点汤，但要将汤内的浮油去除，以免摄入过多脂肪而阻塞乳腺管。另外，过早进食太多的脂肪也会使乳汁内脂肪含量过高，易引起宝宝腹泻。

饮食以清淡不油腻为主

　　妈妈的消化功能还没有完全恢复，所以饮食应以清淡不油腻为主，不宜大补。因为产褥早期胃肠肌张力仍较低，肠蠕动减弱，新妈妈食欲欠佳，这时若大量进食过于油腻的食物反而使身体难以接受，引起消化不良、吸收不良。因此饮食一定要清淡、易消化，不要过于油腻。

顺产妈妈**食谱推荐**

顺产妈妈一日菜单

餐次	搭配建议
早餐（7：00~8：00）	红糖小米粥 1 碗 + 玉米面发糕 1 块 + 牛肉羹 1 碗
加餐（10：00）	益母草煮鸡蛋 2 个
午餐（12：00~12：30）	米饭 1 碗 + 木瓜鲫鱼汤 1 碗
加餐（15：30）	山药粥 1 碗
晚餐（18：00~19：30）	鸡丝面 1 碗 + 素炒什锦 1 盘
加餐（21：00）	红豆百合莲子汤 1 碗

红豆百合莲子汤

补血、利尿

材料 红豆 50 克，莲子 30 克，百合 5 克。

调料 陈皮 5 克，冰糖少许。

做法

1. 红豆和莲子分别洗净，莲子去心，浸泡 2 小时；百合泡发，洗净；陈皮洗净，切条。

2. 锅中倒水，放入红豆大火烧沸，转小火煮约 30 分钟，放入莲子、陈皮煮约 40 分钟，加百合继续煮约 10 分钟，加冰糖煮至化开即可。

功效 红豆有利尿的功效，水肿、气虚的新妈妈可在产后适当食用。

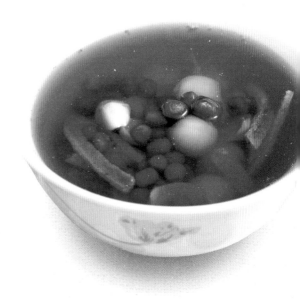

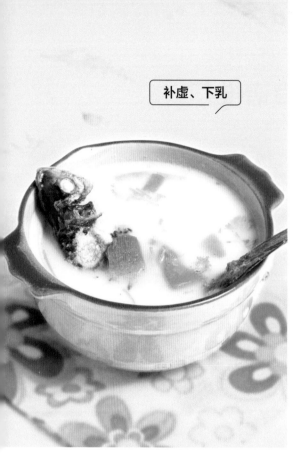

补虚、下乳

木瓜鲫鱼汤

材料 木瓜 150 克，鲫鱼 1 条。

调料 盐 2 克，料酒 10 克，葱段、姜片各 5 克，香菜段 3 克。

做法

❶ 将木瓜去皮除子，洗净，切片；鲫鱼除去鳃、鳞、内脏，洗净，鱼身打花刀。

❷ 锅内倒油烧热，放入鲫鱼煎至两面金黄，盛出。

❸ 将煎好的鲫鱼、木瓜片放入汤煲内，加入葱段、料酒、姜片，倒入适量水，大火烧开，转小火煲 40 分钟，加入盐调味，撒香菜段即可。

功效 木瓜鲫鱼汤是产后通乳佳品，还能健脾利胃、活血通络，对产后少乳极为有益。

益母草煮鸡蛋

材料 益母草 30 克，鸡蛋 2 个。

做法

❶ 将益母草去杂质，洗净，切成段，沥干；鸡蛋冲洗干净。

❷ 将益母草、鸡蛋下入锅内，加水同煮，10 分钟后鸡蛋熟，把外壳去掉，再放入汤中煮 15 分钟即可。

功效 益母草煮鸡蛋可辅治因气血瘀滞所致的产后恶露不止、功能性子宫出血等。

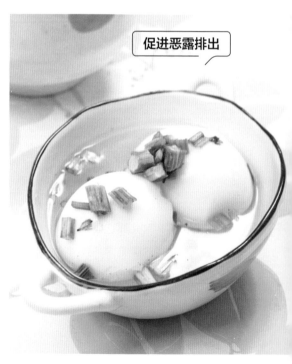

促进恶露排出

剖宫产妈妈**依个人情况出院**

剖宫产妈妈的宫缩痛在逐渐消失

一般来说，到了产后第3~4天，新妈妈宫缩疼痛已经慢慢减轻甚至消失。但是，护士还会继续查看伤口有无渗血、红肿发炎等情况，以便及时了解新妈妈的身体恢复情况。

刀口疼痛的护理

手术刀口在愈合的过程中，疤痕处会出现痒痛、刺痛的感觉。为了避免伤口疼痛，在护理方面新妈妈要注意以下几点：

1 要保持伤口及其周围组织的干燥和清洁，及时擦去汗液，以免因汗液刺激而疼痛。即使出院后也要做好保护，以免导致伤口出现疼痛和感染。

2 若刀口出现痒痛，可以在医生的指导下使用一些药物。此外，还要避免过度运动和压迫腹部。

3~5天，依个人情况出院

如果没什么异常情况，剖宫产妈妈一般在产后3~5天就可以出院了。出院时，新妈妈子宫收缩良好，恶露正常且无恶臭，伤口恢复良好且无红肿感染情况。建议剖宫产妈妈依据自身具体情况及医生建议选择出院时间。

出院时，可选坐轮椅避免走路过多

有些剖宫产妈妈虽然身体恢复正常，可以出院，但依然不能走路过多。如病房到电梯的距离较远，或住宅小区内不许停车、步行很远才能到家，家人最好给新妈妈临时租借一辆轮椅代步，避免因走路过多而引起身体不适。

月子病只能月子里治吗

"月子病月子治"指的是月子里得了病要赶紧治不能拖延，而不是说月子病只能在月子里治疗，那种"过了月子期就不能再治了""只有在下次月子里才能治好"的说法是不对的。这其实是在提醒新妈妈，坐月子要注意调养，预防月子病。

剖宫产妈妈**食谱推荐**

剖宫产妈妈一日菜单

餐次	搭配建议
早餐（7：00~8：00）	切片面包 2 片 + 黑芝麻小米粥 1 碗 + 木耳腰片汤 1 碗
加餐（10：00）	蛋黄大米粥 1 碗
午餐（12：00~12：30）	米饭 1 碗 + 鲈鱼豆腐汤 1 碗 + 香菇油菜 1 盘
加餐（15：30）	香蕉银耳百合汤 1 碗 + 酸奶（温热）1 杯
晚餐（18：00~19：30）	三鲜馄饨 1 碗 + 什锦鸡翅 1 盘
加餐（21：00）	虾仁西芹粥 1 碗

预防便秘

虾仁西芹粥

材料 大米 60 克，虾仁 50 克，西芹 80 克。

调料 盐 1 克，料酒、姜末、淀粉各适量。

做法

❶ 大米洗净，浸泡 30 分钟；西芹择洗干净，切小段；虾仁洗净，加入料酒、姜末、淀粉和盐抓匀。

❷ 锅置火上，放入适量水，大火烧开后下入大米煮开，再转小火熬煮约 30 分钟，至米粒开花时加入虾仁，煮熟后加入西芹段，略滚即可。

功效 粥里加入了虾仁和西芹，可以补钙、预防产后便秘。

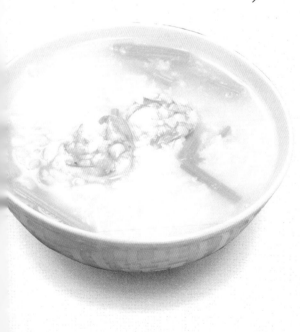

蛋黄大米粥

材料 大米 50 克，鸡蛋 1 个。

调料 白糖 5 克。

做法

① 大米淘洗干净，用水浸泡 30 分钟；鸡蛋煮熟，取蛋黄放入碗内，研碎。

② 锅置火上，倒入适量清水烧开，放入大米大火煮沸，再转小火熬至黏稠。

③ 将蛋黄碎加入粥中，同煮几分钟，再加入白糖拌匀即可。

功效 蛋黄可促进新陈代谢，增强免疫力；大米有和五脏、壮筋骨、通血脉的功效。蛋黄大米粥有助于剖宫产妈妈伤口恢复、增强体质。

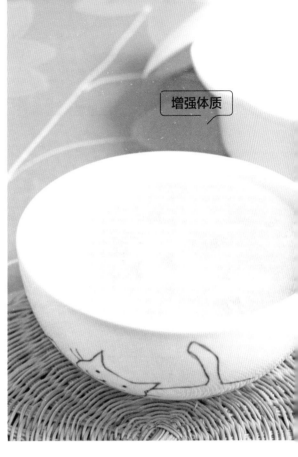

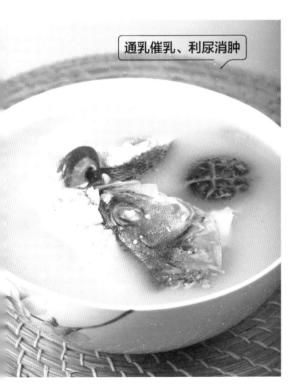

通乳催乳、利尿消肿

鲈鱼豆腐汤

材料 鲈鱼 1 条，豆腐、鲜香菇各 50 克。

调料 葱花、姜片各 5 克，盐 2 克。

做法

① 鲈鱼处理干净，切块，入锅略煎，盛出；豆腐洗净，切片；香菇去蒂，划十字刀。

② 锅置火上，放入适量清水，加入姜片烧开，放入豆腐片、鱼块、香菇，炖煮至熟，撒上葱花，加盐调味即可。

功效 鲈鱼有益气健脾、利尿消肿的功效；豆腐可健脾利湿。二者搭配，对气血虚弱导致的乳汁不下有益。

宝宝正确的衔乳姿势

让宝宝正确含接乳头

妈妈应该等到宝宝把嘴巴张到一定程度时，再将宝宝的嘴凑到自己的乳头上。通常情况下，要把宝宝朝自己的乳房方向移动，而不是把乳房挪向宝宝。

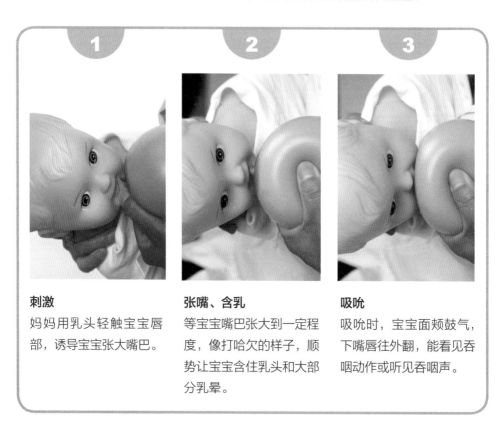

刺激
妈妈用乳头轻触宝宝唇部，诱导宝宝张大嘴巴。

张嘴、含乳
等宝宝嘴巴张大到一定程度，像打哈欠的样子，顺势让宝宝含住乳头和大部分乳晕。

吸吮
吸吮时，宝宝面颊鼓气，下嘴唇往外翻，能看见吞咽动作或听见吞咽声。

经常给宝宝换睡姿

新生儿睡姿可以有仰卧、侧卧和俯卧几种姿势，没有固定模式，只要宝宝睡得舒服安稳就行。新生儿睡姿最好是多种睡姿交替进行，左侧卧、右侧卧、仰卧轮流进行，经常给宝宝变换一下。需要注意，俯卧时要注意保持宝宝口鼻的呼吸顺畅，要防止出现被子、衣物堵住宝宝口鼻而引起窒息。

爸爸锻炼宝宝的抓握能力

喂乳前，协助妈妈热敷乳房

有些新妈妈因为乳腺管不通，导致乳汁无法顺利排出，造成涨奶，无法顺利喂母乳。建议爸爸协助新妈妈热敷乳房。在喂奶前，爸爸将浸泡过热水的毛巾拧干，然后用毛巾为新妈妈热敷两侧乳房，再用指腹由乳房外侧往乳头方向按摩，可刺激乳汁分泌。

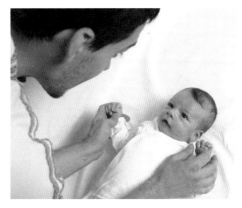

与宝宝经常拉拉手指，不仅可以锻炼宝宝的握力，也是亲子沟通的好方法。

看护宝宝睡觉

宝宝在子宫内以趴卧状态为主，出生以后让宝宝适当俯睡，不仅有利于其适应环境，也是对宝宝心理的一种有效保护。

新生儿出生以后大部分时间处在睡眠状态，当新生儿趴着的时候，他会本能地想办法使自己舒适一点。但由于新生儿自身保护能力有限，俯睡时应在宝宝身边看护，与此同时，可以尝试让宝宝改变并习惯其他睡姿。

让宝宝抓手指，锻炼握力

肢体运动有助于促进大脑发育。如左脑顶叶可以控制手部动作，因而宝宝双手多运动对开发大脑大有益处。新生儿也会紧紧地抓住放在他手中的东西，爸爸可以把手指放入宝宝的小手中，锻炼他的小手。

宝宝的手指灵活度要经历五个阶段：握住、张开、松开、交换、拾起。在宝宝生命的最初几周，他的小手大多会握成一个小拳头，手指伸展开的时间极短。当你用手指触摸宝宝的掌心时，他的小手会立即出现这样的反射——紧握你的手指。

产后第 5 天

顺产妈妈和剖宫产妈妈共同关注：
乳房保养和喂奶姿势

乳汁是吸出来的，不能攒

乳汁越吸越有、越攒越堵

有的妈妈会说自己的奶很少，应该攒多一点、胀一点再给宝宝吃。千万不要这样做！因为乳汁是吸出来的，不是攒出来的。乳房是一个奇怪的构造，只有及时排空才能及时生产，如果总是堆着攒着，乳腺管堵塞不仅会涨奶痛苦，还会影响乳汁的分泌。

乳汁开始增多，注意进行乳房保养

掌握正确的喂奶姿势，两侧乳房交替喂哺

宝宝的吸吮能力不断增强，乳汁的分泌也开始增多。妈妈可以每天按以下几点进行乳房保养。

1.喂乳前轻柔地按摩乳房，有利于刺激泌乳反射。

2.注意乳房卫生。经常用温水擦洗，但不要用肥皂、酒精等擦洗，以免引起局部皮肤干燥、皲裂。

3.用正确的姿势喂奶。让宝宝含着乳头和大部分乳晕（而不只是含着乳头）。每次哺乳，最好能两侧乳房交替进行。

4.喂乳结束后不要强行用力拉出乳头，以免引起乳头损伤。可按压宝宝下颌，待宝宝嘴巴松开后再拔出乳头。

5.学会正确的挤奶方法，避免乳房疼痛和损伤。一手托起乳房，另一只手的大拇指、食指分别放在乳头、乳晕的上方、下方。拇指、食指向胸壁方向挤压，挤压时手指位置要固定。一张一弛，从各个方向向乳头方向依次挤乳窦，以排尽乳汁。一侧乳房至少挤压 5 分钟。

6.哺乳期要戴合适的哺乳胸罩以支托乳房组织，并改善乳房的血液循环。

如果还没有乳汁，可请专业人士指导

新妈妈要及时关注乳汁分泌情况。如果此时新妈妈还不分泌乳汁，就应该找专业人士帮助自己了，因为新妈妈顺畅地分泌乳汁，不仅能为宝宝提供充足的"粮食"，还能预防乳腺炎的发生。

这样喂奶，妈妈轻松、宝宝吃得顺

选择合适的哺乳姿势，既可以避免妈妈出现腰酸背痛等问题，还能让妈妈轻松喂奶，宝宝顺利吸吮。

摇篮式哺乳

在有扶手的椅子上（也可靠在床头）坐直，把宝宝抱在怀里，胳膊肘弯曲，宝宝后背靠着妈妈的前臂，用手肘托着宝宝的头颈部，不要弯腰或者探身。另一只手放在乳房下呈"C"形支撑乳房，让宝宝贴近乳房，喂奶，然后辅助稳固宝宝身体，以减轻对侧手肘及手臂的负担。这是早期喂奶比较理想的方式。

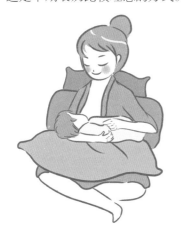

抱球式哺乳

将宝宝抱在身体一侧，胳膊肘弯曲，用前臂和手掌托着宝宝的身体和头部，让宝宝面对乳房，另一只手将乳头送到宝宝嘴里。妈妈可以在腿上放个垫子，宝宝会更舒服。剖宫产、乳房较大的妈妈适合这种喂奶方式。

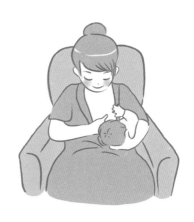

侧卧式哺乳

妈妈侧卧在床上，让宝宝面对乳房，一只手揽着宝宝的身体，另一只手将乳头送到宝宝嘴里，然后自然地枕在头下或伸展。这种方式适合早期喂奶，妈妈疲倦时喂奶，也适合剖宫产妈妈喂奶。

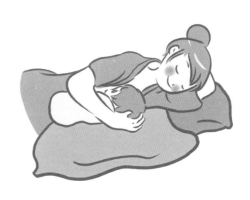

顺产妈妈**洗头避免着凉**

可以洗头了

　　产后妈妈新陈代谢旺盛，容易出汗过多而导致头皮和头发变脏，所以新妈妈应该及时洗头，保持个人卫生。洗头可以促进头皮的血液循环，增加头发生长所需的营养，避免脱发、发丝分叉。

洗头注意事项

　　今天大多数妈妈能洗头了，但洗头的方法还是很重要的，需要注意以下几点：

❶ 洗头的水温最好控制在 40℃左右。

❷ 产后头发较油腻，也容易脱发，所以洗发用品最好选择温和的，不要太刺激的。

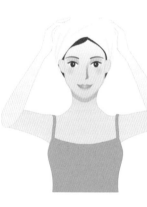
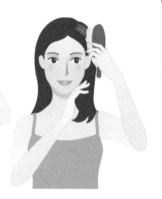

❸ 洗头时要注意清洗头皮，可用指腹按摩头皮，有利于促进头皮的血液循环。

❹ 洗后要及时把头发擦干、吹干（热吹风），避免湿邪侵入，导致头痛、肩颈痛。

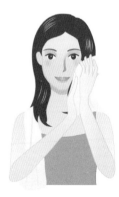
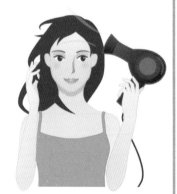

顺产妈妈**食谱推荐**

顺产妈妈一日菜单

餐次	搭配建议
早餐（7：00~8：00）	滑蛋牛肉粥 1 碗 + 馒头 1 个 + 墨鱼炖胡萝卜 1 碗
加餐（10：00）	番茄菠菜蛋花汤 1 碗
午餐（12：00~12：30）	米饭 1 碗 + 香菇油菜 1 盘 + 豆浆鲫鱼汤 1 碗
加餐（15：30）	木瓜牛奶露 1 碗 + 综合坚果碎 30 克
晚餐（18：00~19：30）	什锦面 1 碗 + 猪血菠菜汤 1 碗 + 金针菇蒸鸡腿 1 盘
加餐（21：00）	荔枝红枣粥 1 碗

滑蛋牛肉粥

益气强身

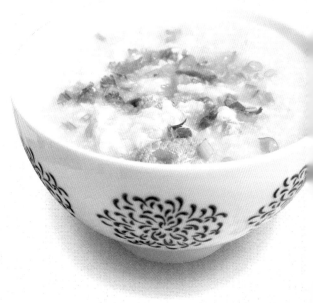

材料 牛里脊肉 50 克，大米 60 克，鸡蛋 1 个。

调料 姜末、葱花、香菜末各 5 克，盐 2 克。

做法

❶ 牛里脊肉洗净，切片，加盐腌 30 分钟；大米淘净。

❷ 锅置火上，加适量清水煮开，放入大米煮至将熟，将牛肉片下锅煮至变色，将鸡蛋打入锅中搅散，粥熟后加盐、葱花、姜末、香菜末即可。

功效 牛肉有补脾胃、益气血、强筋骨的作用；鸡蛋可补充体力。二者与大米搭配，有助于改善新妈妈中气不足、气血两亏的症状。

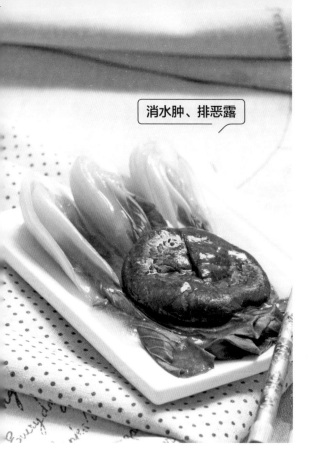

消水肿、排恶露

香菇油菜

材料 油菜 200 克，干香菇 10 克。

调料 白糖 3 克，水淀粉 5 克，盐 2 克。

做法

❶ 油菜洗净，略焯备用；香菇用温水
泡发，洗净，去蒂，挤干，划花刀。

❷ 锅内倒油烧热，放入香菇翻炒，加白
糖翻炒至熟，放入油菜略炒，用水淀
粉勾芡，加盐炒匀即可。

功效 香菇可提高机体免疫力，油菜可通
便、化瘀，新妈妈食用此菜可消水肿，还
能促进恶露排出。

豆浆鲫鱼汤

材料 豆浆 500 克，鲫鱼 1 条。

调料 葱段、姜片各 15 克，盐 2 克，料
酒 10 克。

做法

❶ 鲫鱼去除鳃和内脏，清洗干净。

❷ 锅置火上，倒油烧至六成热，放入鲫鱼
煎至两面微黄，下葱段和姜片，淋入料
酒，加盖焖一会儿，倒入豆浆，加盖烧
沸后转小火煮 20 分钟，放盐调味即可。

功效 鲫鱼有健脾利湿、和中开胃、活血
通络、温中下气的功效，对产后脾胃虚
弱、水肿有益。鲫鱼与豆浆搭配，可促进
身体恢复和乳汁分泌。

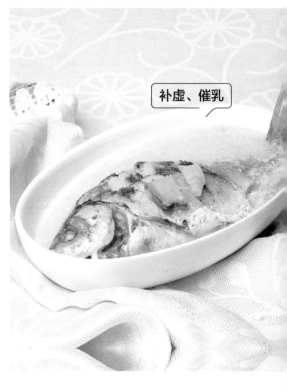

补虚、催乳

剖宫产妈妈**注意通便和补充热量**

适当多吃香蕉

香蕉含有膳食纤维、碳水化合物、钾等营养物质，适当食用有助于补充热量、增强体能、润肠通便。但新妈妈要注意，一定要吃成熟度高的香蕉，半生的香蕉反而会加重便秘。同时，产后前2周，需将香蕉温热后食用。

适当补充脂肪

因为脂类的缺乏会导致手术伤口愈合慢，还会影响泌乳。过严限制脂肪的摄入，对新妈妈身体恢复和宝宝健康均不利。建议通过进食豆类、植物油、去皮禽肉、鱼类等食物来补充脂肪。

多食用鸡血汤和菠菜

鸡血中含有丰富的铁质和蛋白质，菠菜富含钙、铁、胡萝卜素等人体所需的营养成分。而剖宫产妈妈失血较多，常食鸡血汤和菠菜对预防产后贫血有很好的作用。同时，乳汁中铁质增多，也能帮助婴儿预防贫血。

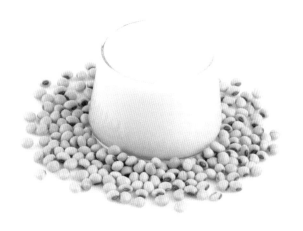

Tips

小偏方

把香蕉皮炖熟，趁热吃，可以辅治痔疮疼痛，缓解便血的症状。此外，还可将香蕉皮放在火上烤，趁热吃，也有同样功效。

剖宫产妈妈**食谱推荐**

剖宫产妈妈一日菜单

餐次	搭配建议
早餐（7：00~8：00）	玉米面馒头 1 个 + 牛奶小米粥 1 碗 + 开洋白菜 1 盘
加餐（10：00）	奶汤茭白 1 碗
午餐（12：00~12：30）	米饭 1 碗 + 花生猪蹄汤 1 碗 + 麻油猪腰 1 盘
加餐（15：30）	玉米胡萝卜粥 1 碗
晚餐（18：00~19：30）	绿豆薄饼 1 张 + 鸡蛋腐竹银耳羹 1 碗
加餐（21：00）	鲫鱼豆腐汤 1 碗

健脾和胃、安神助眠

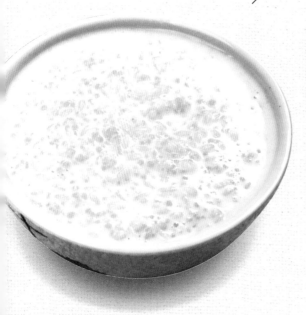

牛奶小米粥

材料 大米、小米各 30 克，牛奶 60 克。

做法

❶ 大米、小米分别洗净。

❷ 锅置火上，倒入适量清水煮沸，放入大米和小米，煮至米粒开花，再倒入牛奶，并不停搅拌即可。

功效 牛奶和小米一起煮粥，可安神助眠、健脾和胃、增强身体免疫力。

鸡蛋腐竹银耳羹

补虚、安眠、润肤
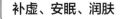

材料 干腐竹 10 克，白果 6 粒，干银耳 5 克，鸡蛋 2 个。

调料 姜片、冰糖各适量。

做法

❶ 干腐竹泡发，洗净，切段；白果去硬壳，洗净；干银耳用清水泡发，去蒂，洗净，撕成小朵；鸡蛋洗净，煮熟，去壳。

❷ 砂锅倒入适量温水置火上，放入白果、银耳、姜片和没过食材的清水，大火煮开后转小火煮至汤汁黏稠，放入腐竹煮 10 分钟，加入冰糖和鸡蛋煮至冰糖化即可。

功效 鸡蛋、腐竹均富含蛋白质，可补虚健体，对产后体虚有益；银耳、白果有安神助眠、促进血液循环的作用。

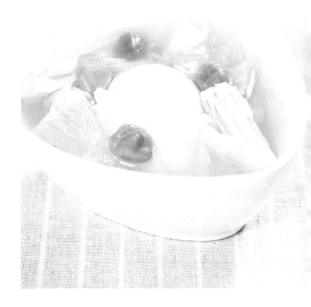

补钙、通乳

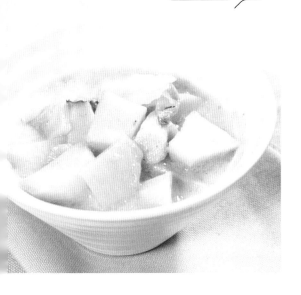

奶汤茭白

材料 茭白 300 克，白菜心 100 克，牛奶 50 克。

调料 盐、料酒、葱姜汁各适量。

做法

❶ 茭白去皮，洗净，切块，焯水；白菜心洗净，切成片。

❷ 炒锅倒油，烧至六成热时放入白菜心，炒至断生。

❸ 加入料酒、葱姜汁、盐、牛奶、清水，煮开后放入茭白块，转小火煮 5 分钟，撇去浮沫即可。

功效 茭白可促进乳汁分泌，奶汤茭白既能帮助新妈妈补钙，又能改善缺乳症状。

宝宝增强体质、更具安全感的方法

抚触前的准备

抚触可以增强宝宝体质，增近亲子间的亲密感，使宝宝更具安全感。抚触宜选择在两次喂奶间，最好是宝宝洗澡后。

1 取下戒指、手镯、手表等容易划伤宝宝的饰品，剪短指甲，用温水洗净双手。

2 抚触前，家长可以为宝宝涂抹按摩油，如橄榄油、婴儿润肤油等，在保护并滋润宝宝娇嫩皮肤的同时，可以让宝宝更舒适地享受抚触。

上肢抚触

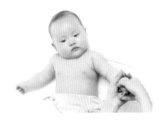 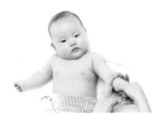 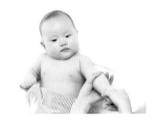

1 左手握住宝宝的小手，固定。右手拇指与其余四指握成环状，松松地套在宝宝的手臂上。

2 右手手掌从宝宝的腕关节开始圈绕，揉按至宝宝的肩关节。揉按时，以腕关节用力。

3 再从肩关节回到宝宝的腕关节。

下肢抚触

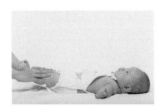 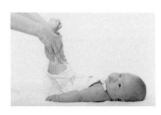 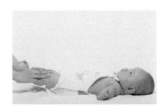

1 双手四指紧贴在宝宝的膝关节，两拇指按在宝宝的腓肠肌上，使宝宝的双腿伸直。

2 缓缓上举，使宝宝的双腿与身体呈90度角。

3 慢慢还原，再重复做。

爸爸协助妈妈按摩下奶

协助新妈妈下奶

　　妈妈要及时关注乳汁分泌情况。如果此时妈妈还没有分泌乳汁，爸爸可以通过按摩的方法帮助妈妈催乳。给妈妈做按摩催乳前，爸爸可以用温毛巾热敷妈妈乳房几分钟，如果有硬块可多敷一会儿，然后再开始按摩。

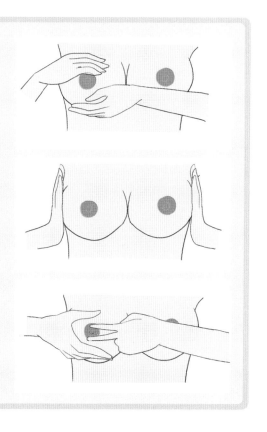

环形按摩
双手分别放在乳房的上方和下方，环形按摩整个乳房。

指压式按摩
双手张开放在乳房两侧，由乳房向乳头方向慢慢挤压按摩。

螺旋形按摩
一只手托住乳房，另一只手食指和中指以螺旋形向乳头方向按摩。
按摩时要注意手法和力度，否则会导致乳腺管堵塞，甚至引起炎症。

按摩催乳后应注意什么

　　当爸爸给妈妈按摩催乳结束后，可以对乳房进行热敷，能增强按摩效果。首先，可以用热毛巾将乳房包裹起来，由于乳头比较娇嫩，热敷时要避开乳头，避免乳头皲裂。其次，热敷时可以轻拍乳房，持续3～5分钟。最后，妈妈在热敷结束后喝一杯温热的白开水，也能增强按摩效果。

产后第6天

顺产妈妈和剖宫产妈妈共同关注：
爱护牙齿和眼睛

常叩齿，防牙齿松动

均匀用力叩齿，可增强牙齿抵抗力

叩齿，即空口咬牙，是一种常见的牙齿保健方法，它不仅可以增加牙齿的自洁作用，增强牙体本身的抵抗力，同时有助于防止牙齿松动。

产后新妈妈很容易因为钙的缺乏而出现牙齿松动，每天做做叩齿运动，可有效预防牙齿不适。

做法很简单，每天早晚各叩齿36次左右。注意用力均匀，速度适宜。

月子里护眼有妙招

空闲时闭目养神是个好习惯

改掉坏习惯

首先要改掉眯眼、不停眨眼、用手揉眼等不良习惯。

经常闭目养神

白天在照料宝宝之余，要经常闭目养神，减少看书、看电脑、玩手机等，以免视疲劳。

热敷

用热毛巾敷在眼睛上，对缓解眼睛疲劳很有帮助。

不能忌盐但也不要过咸，饭菜有点咸味就行

过咸的食物会加重肾脏负担，稍微放点盐，增强口感即可

新妈妈产后身体虚弱，过咸的食物含盐较多，新妈妈产后还存在一定程度的水钠潴留，要靠肾脏代谢和出汗来进行排泄。如果吃盐太多，会加重肾脏负担，造成水肿。如果孕期就有严重的水肿，就更要注意了。如果实在觉得食物过淡、味道不佳，可以把碘盐换成低钠盐。

少吃味精、鸡精

味精、鸡精的主要成分是谷氨酸钠，食用后会与血液中锌结合并从尿中排出，会消耗体内大量的锌，导致体内缺锌。哺乳妈妈如果食用味精、鸡精过多会导致宝宝体内也缺锌，进而容易造成宝宝智力减退、生长迟缓等不良后果。因此哺乳期的妈妈尤其是哺乳期的前 3 个月，一定要少吃味精、鸡精。

忌过食刺激性食物

刺激性食物包括生冷食物、辛辣食物、酸涩食物，产后如果过量食用这些刺激性食物，会影响自身恢复。此外，过硬的食物也不宜食用，否则会伤害牙齿，还会增加肠胃负担。

多吃黄色食物可补脾健胃

按照中医理念，黄色食物入脾，可健脾养胃。南瓜、玉米、黄豆、胡萝卜、红薯等，都属于黄色食物，可为人体提供维生素、矿物质和膳食纤维等，尤以胡萝卜素含量最为丰富。胡萝卜素在体内可转化成维生素 A，能保护肠道和眼睛，可以预防胃炎、胃溃疡、视力模糊等。

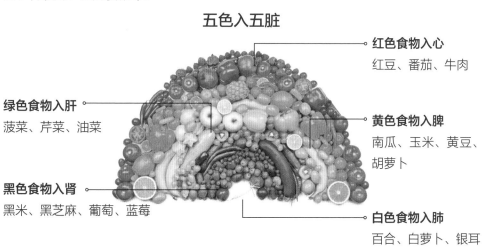

五色入五脏

绿色食物入肝
菠菜、芹菜、油菜

黑色食物入肾
黑米、黑芝麻、葡萄、蓝莓

红色食物入心
红豆、番茄、牛肉

黄色食物入脾
南瓜、玉米、黄豆、胡萝卜

白色食物入肺
百合、白萝卜、银耳

穿哺乳文胸

很多妈妈坐月子期间嫌麻烦不穿文胸，其实这是不对的。因为文胸是很重要的，它能支托乳房，防止乳房下垂；能促进乳房血液循环，加速乳汁分泌；能避免乳汁淤积而引起乳腺炎；还能保护乳头免受摩擦。

顺产妈妈**增强食欲，促进恢复**

会阴部的清洗仍然很重要

　　住院期间，护士会每天给新妈妈擦洗会阴 2 次。回家后，也要坚持每天清洗会阴 2 次，大便后也要清洗 1 次。可以用纱布蘸生理盐水擦洗会阴，擦洗时先擦阴道口和两侧阴唇，从前往后擦洗，最后擦肛门。注意不要从后往前擦，否则容易导致会阴部感染。

多吃增强食欲的食物，促进恢复

　　妈妈产后可能会上火，进而影响食欲，此时应该多吃些增进食欲的食物，以促进身体恢复。

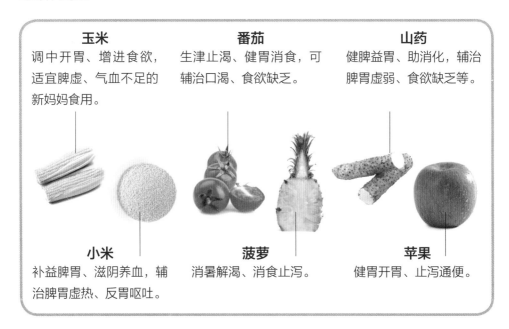

玉米
调中开胃、增进食欲，适宜脾虚、气血不足的新妈妈食用。

番茄
生津止渴、健胃消食，可辅治口渴、食欲缺乏。

山药
健脾益胃、助消化，辅治脾胃虚弱、食欲缺乏等。

小米
补益脾胃、滋阴养血，辅治脾胃虚热、反胃呕吐。

菠萝
消暑解渴、消食止泻。

苹果
健胃开胃、止泻通便。

凉拌菜还是不推荐

　　产后第 6 天了，新妈妈的疼痛虽然减轻许多，但胃肠道的功能还没有完全恢复正常，饮食仍需特别注意，还是不建议食用生冷的凉拌菜，以免导致消化功能障碍。其次，产后一周是排恶露的关键期，食用凉拌菜不利于恶露的排出和瘀血的去除。

顺产妈妈**食谱推荐**

顺产妈妈一日菜单

餐次	搭配建议
早餐（7：00~8：00）	玉米面发糕 1 块 + 三丝蒸白鳝 1 盘 + 当归生姜枸杞牛肉汤 1 碗
加餐（10：00）	香菇瘦肉粥 1 碗
午餐（12：00~12：30）	海米豆皮黄瓜水饺 1 盘 + 红豆鲤鱼汤 1 碗
加餐（15：30）	牛奶红枣羹 1 碗
晚餐（18：00~19：30）	米饭 1 碗 + 番茄西蓝花 1 盘
加餐（21：00）	猪肝蛋黄粥 1 碗

香菇瘦肉粥

增强免疫力

材料 大米、猪瘦肉各 50 克，鲜香菇 3 朵。

调料 葱花 2 克，盐 1 克。

做法

❶ 香菇洗净，去蒂，切丁；猪瘦肉洗净，切丁，用盐腌渍 10 分钟；大米淘洗干净，待用。

❷ 锅加中清水、大米，大火煮沸后，加入肉丁、香菇丁煮沸，转小火煮 20 分钟，撒上葱花即可。

功效 香菇可增强免疫力，猪肉补中益气，与大米煮粥后营养丰富、好消化，很适合新妈妈食用。

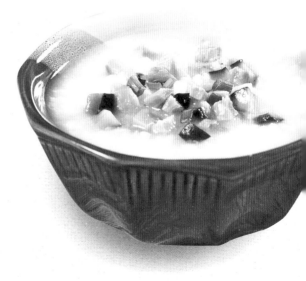

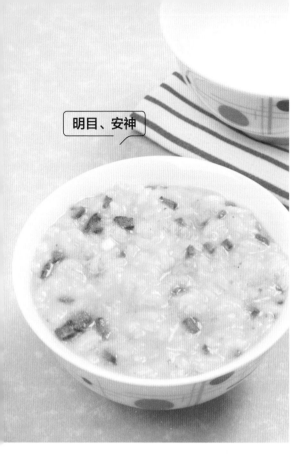

明目、安神

猪肝蛋黄粥

材料 小米100克，猪肝50克，鸡蛋1个。

调料 料酒5克，盐2克。

做法

❶ 小米洗净；猪肝去筋，洗净，切碎，放入碗内，加料酒、盐腌渍约10分钟；鸡蛋煮熟，取蛋黄，碾成泥。

❷ 锅置火上，倒适量清水烧开，加小米煮沸，转小火煮至将熟，加猪肝碎、蛋黄泥煮至粥熟烂，加盐调味即可。

功效 猪肝补肝明目，可保护新妈妈的视力，与小米搭配，可滋阴养血、安神助眠，适合睡前食用。

红豆鲤鱼汤

材料 鲤鱼1条，红豆50克。

调料 姜片5克，盐2克。

做法

❶ 将鲤鱼处理干净，在鱼身上打花刀；红豆洗净，浸泡30分钟。

❷ 将鲤鱼放入锅中，加入适量水，烧开后加入红豆及姜片，继续熬煮至豆熟时，加入盐调味即可。

功效 鲤鱼富含蛋白质，且易消化，与红豆搭配做汤，既能促进乳汁分泌，又能提高乳汁质量。

利水、催乳

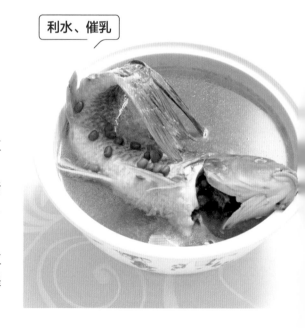

剖宫产妈妈**注重蛋白质的补充**

多吃富含优质蛋白质的食物，促进伤口愈合

这时新妈妈可以更长时间看护宝宝了，体力消耗相应会增大，伤口也开始愈合，需要补充足量的优质蛋白质，可适当增加鱼类、虾、蛋、豆制品的摄入。

同时要增加食物的多样性，变换食物的烹调手法，防止新妈妈厌食。

荤素搭配提高蛋白质吸收率

为了增加热量，促进乳汁分泌，新妈妈在月子里往往大鱼大肉，反而忽视了其他食物的摄入。产后要尽快恢复身体及哺乳，食用产热高的肉类食物是必需的，但蛋白质、脂肪及糖类的代谢必须有其他营养素的参与，过于偏食肉类食物反而会导致其他营养素的不足。就蛋白质而言，荤素食物搭配更有利于蛋白质的互补。

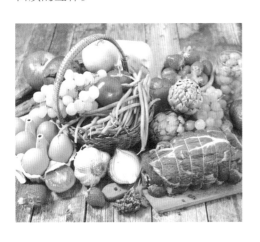

可以做产褥操了

恢复好的剖宫产妈妈可以做些简单的产褥操，以促进身体恢复。

产后深呼吸运动

1.仰躺于床上，两手贴着大腿外侧，将体内的气缓缓吐出。

2.用力吸气，伴随着吸气过程，将手臂贴着床抬高至头顶，合掌，暂时闭气。

3.一边呼气，一边把手放在脸上方，做膜拜姿势。

4.最后两手慢慢下滑，手掌互扣尽量下压，同时呼气，呼完之后，两手放开，恢复原姿势。重复做5次。

下半身伸展运动

1.仰躺，两手手掌交扣放在胸上。

2.右脚不动，左膝弓起。

3.将左腿尽可能伸直上抬，之后换右腿。重复做5次。

腰腹运动（需要辅助者）

1.平躺，辅助者用手扶着新妈妈的颈后，将新妈妈的头抬起来，此时新妈妈暂时闭气，然后缓缓吐气。

2.辅助者用力扶起新妈妈上半身，新妈妈在此过程中保持呼气。

3.新妈妈上半身完全坐直，吐气休息，接着再一边吸气一边慢慢由坐姿恢复到平躺。重复做5次。

剖宫产妈妈**食谱推荐**

剖宫产妈妈一日菜单

餐次	搭配建议
早餐（7：00~8：00）	花卷1个 + 鸡肉山药粥1碗 + 木耳炒丝瓜1盘
加餐（10：00）	醪糟蛋花汤1碗
午餐（12：00~12：30）	米饭1碗 + 香菜炒猪血1盘 + 清蒸冬瓜排骨1碗
加餐（15：30）	乌鸡山药红枣板栗汤1碗
晚餐（18：00~19：30）	番茄鸡蛋面1碗 + 虾仁豆腐1盘
加餐（21：00）	牛奶红枣粥1碗

鸡肉山药粥

补中益气

材料 大米50克，去皮鸡肉40克，山药100克。

调料 盐1克，葱末2克，料酒适量。

做法

❶ 山药去皮洗净，切块；鸡肉洗净，切小丁，入沸水锅中焯烫一下，捞出，沥干。

❷ 锅置火上，放油烧热，将葱末爆香，先放入鸡丁翻炒，然后加入料酒，翻炒均匀后盛出备用。

❸ 大米淘洗干净，放入砂锅中，加适量水，大火烧开，加入鸡丁和山药块，继续烧开后转小火熬煮至粥熟，加盐调味即可。

功效 鸡肉可温中益气、补五脏，能够帮助新妈妈预防营养不良、疲劳乏力。

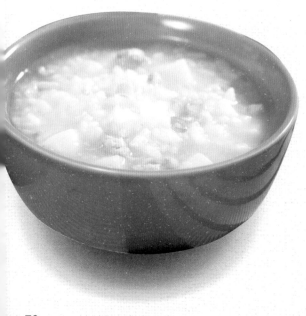

番茄鸡蛋面

补虚、消除疲劳

材料 番茄120克，鸡蛋2个，水发黄花菜、水发黄豆各30克，手擀面100克。

调料 盐2克，葱花3克。

做法

1. 黄花菜去硬根，切小段；番茄洗净，切丁；鸡蛋打入碗中，搅打均匀。

2. 锅内倒油烧热，爆香葱花，放鸡蛋滑散，加入番茄丁、黄花菜段、水发黄豆翻炒2分钟，加足量水烧开后，放入手擀面煮熟即可。

功效 番茄可健胃消食、清热解毒，鸡蛋可除烦安神、修复受损细胞，二者搭配，有补虚、消除疲劳的功效。

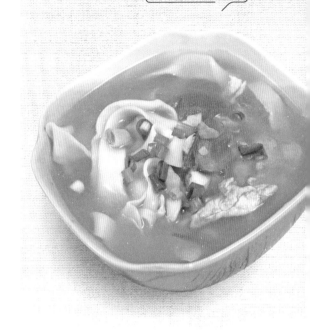

清蒸冬瓜排骨

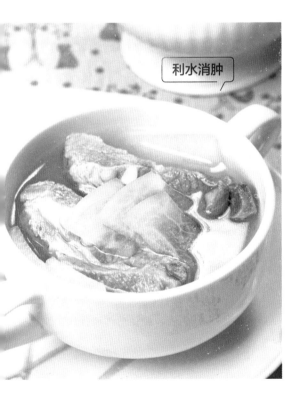

利水消肿

材料 猪排骨500克，冬瓜300克。

调料 盐2克，姜丝、葱段各5克，料酒10克，鲜汤20克。

做法

1. 猪排骨洗净，剁成段，放入沸水中焯透，用清水冲去血沫；冬瓜去皮除子，洗净，切成0.5厘米厚的片。

2. 锅内倒入鲜汤，加盐、料酒烧沸，撇去浮沫，倒入装有猪排骨的碗中，放入葱段、姜丝，放入蒸锅中蒸至猪排骨熟透。

3. 将冬瓜片放入猪排骨的碗中，放入蒸锅续蒸5分钟，撇去浮沫即可。

功效 改善产后体虚、水肿，还能开胃消暑。

宝宝小屁股清洁别大意

小屁股要勤清洗

宝宝出生后的几天内排便、排尿次数较多，且没有规律。由于宝宝皮肤娇嫩，被纸尿裤或尿布长时间包裹，皮肤容易出现尿布疹，甚至溃烂。所以，宝宝的小屁股要勤清洗，尤其是在排完大小便之后，要用温水冲洗臀部，且勤换纸尿裤或尿布，减少对皮肤的刺激，保持皮肤清洁、干燥。此外，洗完之后，可以在皮肤发红的地方涂抹护臀霜，起到保护臀部皮肤的作用。

男宝宝私处的清洁

水温适当

水温控制在37℃左右，保护宝宝臀部皮肤及阴囊不被烫伤。阴囊是男性身体温度最低的地方，最怕热，高温会伤害成熟男性睾丸中的精子。宝宝睾丸中此时虽没有精子，但也要预防烫伤。

切莫挤压

宝宝的阴茎和阴囊都布满筋络和纤维组织，又曝露在外，十分脆弱。洗澡时，父母要特别注意，不要因为紧张慌乱而用力挤压，伤到宝宝的这些部位。

重点清洗

把宝宝的阴茎轻抬起来，轻柔地擦洗根部，阴囊多有褶皱，较容易藏污纳垢；阴囊下边也是隐蔽之所，包括腹股沟附近，都是尿液和汗液经常积聚的地方，要重点清洗。

在男宝宝周岁前不必刻意清洗包皮，因为这时宝宝的包皮和龟头还长在一起，过早翻动柔嫩的包皮会伤害宝宝的生殖器。

女宝宝私处的清洁

女宝宝的尿道较短，如果不注意卫生，病菌可以经较短的尿道进入膀胱，引起泌尿系统炎症，而阴道口也时常有少量分泌物，若不加清洗，将为细菌繁殖创造有利条件，引起生殖器炎症。

一般在女宝宝就寝前或者大便后清洗外阴部。外阴部一般用温水清洗即可，水温太高容易烫伤。需要注意的是，妈妈的用具和宝宝的用具要分开。

爸爸给宝宝清理鼻痂、剪指甲

给宝宝清理鼻痂

正常情况下，新生儿的鼻腔会进行"自我清洁"。如果空气很干燥，鼻腔里可能结有鼻痂，造成新生儿呼吸不畅，因为新生儿出生后头几周还不会用嘴呼吸。这时，注意不要用手直接去抠，可将棉棒蘸湿，轻轻放入鼻腔取出鼻痂。最好在宝宝睡觉时清理鼻痂。

给宝宝修剪指甲

宝宝的指甲长得很快，很容易抓伤自己。为避免这种情况的出现，父母要及时给宝宝修剪指甲。此外，宝宝的指甲很柔软，注意不要剪得太短，以免不小心伤到宝宝。

可以在宝宝熟睡时，或宝宝洗完澡后，安静地躺在床上时给他剪指甲，要紧紧握住宝宝的单个手指头，不要握住整只手，这样宝宝反抗时容易控制。

最好用宝宝专用指甲剪。指甲剪好修成短而光滑的样子即可。

宝宝的衣服要分开清洗

为避免交叉感染，清洗宝宝衣物需要注意以下几点：

1 要用专门的盆单独手洗，不能和大人的衣物放在一起混洗。

2 洗涤时用婴儿皂或婴儿洗衣液清洗宝宝的贴身内衣。

3 漂洗时，要用清水反复过水2~3次，直到水清为止。

4 最好在太阳下曝晒消毒，如遇到阴天，可以用熨斗熨一下，这样也可以达到消毒和杀菌的目的。

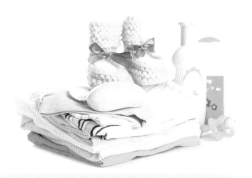

不要挖耳屎

宝宝的耳道很小很娇嫩，不能像大人一样给宝宝挖耳洞。不用担心耳屎会影响宝宝健康，因为它们会随着宝宝的咀嚼、张口或打哈欠等活动，借助下颌等关节的运动而自行脱落，并排出耳道。如洗澡时耳道不慎进水，可以将宝宝的头转向一侧，用棉棒对耳廓进行清洁。注意，只能清洁到耳孔，不宜深入，以免把耳屎推向深处而引起耳道堵塞。

产后第7天

顺产妈妈和剖宫产妈妈共同关注：
护理好腰、肩、手腕，注意休息

格外注意保护腰部

盆底韧带和腹部肌肉还处于松弛状态，应避免加重腰背酸痛

刚生产完，新妈妈的身体还没有完全恢复过来，由于孕期盆底受到挤压、腹部肌肉受到拉伸，导致盆底韧带和腹部肌肉还处于松弛状态；再加上产后要照顾宝宝，经常弯腰抱宝宝、给宝宝换尿布，或是要照顾宝宝而休息不好，恶露排出不顺畅就会使腰背酸痛更加严重。所以产后新妈妈一定要格外注意对腰部的护理。

不要长时间抱宝宝或久站久立，避免腰肌劳损、手腕酸疼

身体某部位长时间处于紧张状态，会导致血流不畅

新妈妈月子期间长时间抱宝宝，会使肌肉紧张，导致血流不畅而引起手腕酸疼、腰肌紧张、四肢乏力，所以月子期间新妈妈要避免长时间抱宝宝，也不要过于劳累，否则不利于身体恢复。此外，过于疲劳还容易让新妈妈产生抑郁情绪。

产后适当的活动是有必要的，但是应该适可而止，注意不能久站久立。产后体力恢复需要一个过程，应循序渐进，否则就会引起腰肌劳损、关节疼痛。

此外，产后短时间内盆底肌肉和韧带比较松弛，久站容易出现子宫和阴道下垂，严重者还可能导致尿频。

热姜水泡手掌和指根

中国民间有一个缓解疼痛的小偏方，妈妈可以尝试一下：用热姜水泡手掌和指根，有助于把关节中的寒气驱走，因为姜有祛寒的作用。

注意手腕部保暖

妈妈气血虚弱，风寒侵入易滞留在关节内

产后妈妈平时洗手、洗脚和洗脸注意使用温水，避免接触凉水，更不要使用凉水做家务。女性生产时，受内分泌影响使得毛孔、关节大开，一旦受到风寒侵入，妈妈气血虚弱，风寒容易滞留在关节内。

做手腕操

新妈妈平时可以做做手腕操，来缓解疼痛。

取站姿或坐姿，吸气，两臂前平举，握拳，以手臂为轴心，向内旋转拳头，连转 15~20 秒，反方向做一遍。每天随时进行。此操有助于放松腕部肌肉，松弛手臂神经。

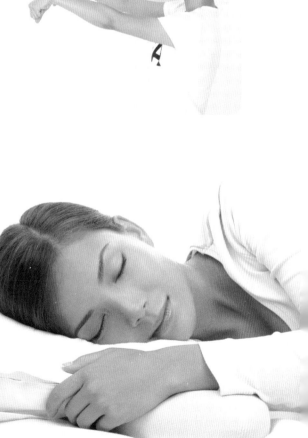

不必凡事都亲力亲为

产后妈妈如果出现手腕、手指疼痛时，一定要注意休息，一些不是必须由妈妈来做的事情，如换尿布、洗宝宝衣服，可以让家人帮忙分担。妈妈坐好月子，是为将来的健康打基础，千万不能大意。

顺产妈妈**不要用力，小心影响侧切伤口恢复**

侧切伤口愈合前切忌用力

此时，侧切妈妈的会阴缝合部位基本愈合，但并不代表完全恢复。愈合前切忌用力，如提重物、下蹲等应避免，也应避免性生活。

在解大便时，宜先收敛会阴和臀部后再坐在马桶上，屏气用力常常是会阴伤口裂开的原因。当发生便秘时，不要屏气用力，可用开塞露帮助通便。

选择"两个右侧"，有利于伤口恢复

站立时，身体重心要尽量偏向右侧，并采用右侧卧位睡觉，这样能够减轻伤口受压引起的疼痛，也能防止表皮错开，有利于伤口恢复。

不挑食、不偏食胜过大补

很多妈妈这时食欲有所增加，就大肆地吃喝，只要自己喜欢的就疯狂地吃。殊不知，不挑食、不偏食比大补更重要。因为产后妈妈和宝宝均需要均衡的营养，饮食讲究粗细搭配、荤素搭配，这样既可以保证各种营养的摄取，还能提高食物的营养价值，有利于妈妈身体的恢复。

甜食会让食欲变差、脂肪堆积，一定要少吃

产后新妈妈可以适量吃一些甜食，但不要进食太多，因为新妈妈面临照顾宝宝、身形改变等压力，情绪容易不稳定，适量吃点甜食有助于缓解焦虑情绪。但甜食吃过多，会造成脂肪堆积而发胖，还会影响进食其他食物，导致食欲不振。

顺产妈妈**食谱推荐**

顺产妈妈一日菜单

餐次	搭配建议
早餐（7：00~8：00）	鸡肉虾仁馄饨1碗 + 小窝头1个 + 香菇炒肉片1盘
加餐（10：00）	黑芝麻小米粥1碗
午餐（12：00~12：30）	二米饭1碗 + 虾仁西葫芦1盘 + 蒜香鲤鱼汤1碗
加餐（15：30）	鸡蛋芝麻粥1碗
晚餐（18：00~19：30）	三丁豆腐羹1碗 + 麻油鸡1盘 + 馒头1个
加餐（21：00）	牛奶1杯 + 全麦面包1片

鸡肉虾仁馄饨

补虚强体

材料 馄饨皮200克，鸡胸肉150克，虾仁50克。

调料 香菜末、葱末、姜末、白糖各5克，盐2克，香油、生抽各1克。

做法

❶ 虾仁洗净，切丁；鸡胸肉洗净，切末，加入虾仁、白糖、盐顺搅成糊，加葱末、姜末、生抽调匀，制成馅料。

❷ 取馄饨皮，包入馅料，制成鸡肉虾仁馄饨生坯，煮熟。

❸ 锅中加水烧开，加香菜末、盐调味，放入煮熟的馄饨，盛入碗中，调入香油即可。

功效 吃馄饨连汤一起喝，不仅能调补虚弱的身体，还有下奶的功效。

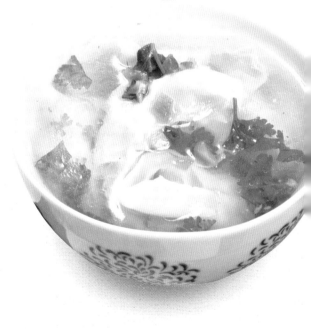

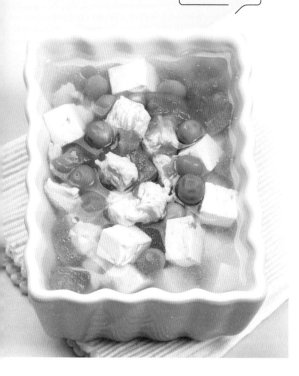

补虚、补钙

三丁豆腐羹

材料 豆腐 200 克，鸡胸肉、番茄、鲜豌豆各 50 克。

调料 盐 2 克，香油 1 克。

做法

① 豆腐洗净，切成丁，在沸水中煮 1 分钟；鸡胸肉洗净，切丁；番茄洗净，去皮，切丁；鲜豌豆洗净。

② 将豆腐丁、鸡肉丁、番茄丁、豌豆放入锅中，大火煮沸后转小火煮 10 分钟，加盐调味，淋上香油即可。

功效 三丁豆腐羹富含优质蛋白质，味道鲜美，滋阴润燥，补脾健胃，很适合新妈妈补益身体食用。

蒜香鲤鱼汤

材料 鲤鱼肉 150 克，蒜瓣 50 克。

调料 葱花、醋各 10 克，香菜末 5 克，盐 2 克，料酒少许。

做法

① 鲤鱼肉洗净，片成薄片，加料酒抓匀；蒜瓣去皮，拍碎。

② 锅置火上，倒油烧至七成热，炒香葱花，放入鱼片，倒入适量清水煮开，加蒜碎略煮至鱼片熟透，加盐、醋调味，撒上香菜末即可。

功效 大蒜含有大蒜素，具有很强的杀菌作用，有助于预防流行性感冒、痢疾等；蒜香鲤鱼汤可以促进新妈妈乳汁分泌，预防肠道传染病。

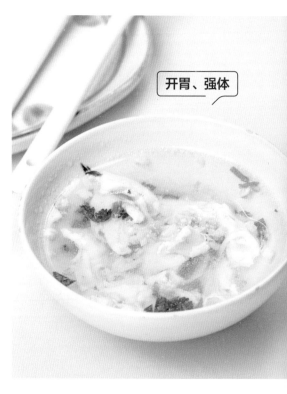

开胃、强体

剖宫产妈妈积极母乳喂养

保持腹部伤口清洁、干燥

剖宫产妈妈在术后2周内，要避免弄湿腹部的伤口，所以这个时候新妈妈不宜进行淋浴或盆浴。但在剖宫产2周后就可以淋浴了，不过恶露没有排干净之前一定要禁止盆浴。

伤口还没恢复好的妈妈，宜这样哺乳

到了今天，有些剖宫产妈妈伤口还是没有恢复好，不宜采取横抱式等哺乳姿势，下面我们介绍一种适合剖宫产妈妈的哺乳姿势，既有利于妈妈身体恢复，又有利于宝宝吸吮。

床上坐位哺乳

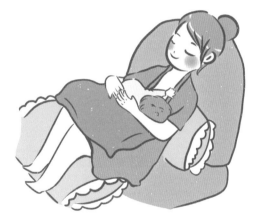

妈妈背靠床头坐位或半坐卧位，将后背垫靠舒服，然后将枕头或棉被放在大腿上，其高度约在乳房下方。将宝宝放在垫高的枕头或棉被上，妈妈用胳膊抱住宝宝，使宝宝的胸部紧贴妈妈的胸部，妈妈用另一只手以"C"字形托住乳房，保证宝宝含住乳头及大部分乳晕。

剖宫产妈妈容易贫血，多吃富含铁的食物

剖宫产妈妈手术失血较多，如果平时食欲不振，营养跟不上，很容易患上产后贫血。一般情况下，在新妈妈出院前会抽血检查新妈妈是否贫血。若有贫血发生，则要遵医嘱服用铁剂，保证充分休息。同时，平时多食用一些富含铁的食物，如猪肝、猪血、牛肉、蛋黄、海带、黑芝麻、木耳、蘑菇、油菜等。

剖宫产妈妈食谱推荐

剖宫产妈妈一日菜单

餐次	搭配建议
早餐（7：00~8：00）	红枣蒸南瓜1盘＋排骨豆腐虾皮汤1碗＋白萝卜羊肉蒸饼1个
加餐（10：00）	豌豆粥1碗
午餐（12：00~12：30）	小花卷2个＋胡萝卜牛肉丝1盘＋什锦蘑菇汤1碗
加餐（15：30）	煮鸡蛋1个＋豆浆1杯
晚餐（18：00~19：30）	三鲜汤面1碗＋葱烧海参1盘
加餐（21：00）	百合粥1碗

保护视力、防贫血

胡萝卜牛肉丝

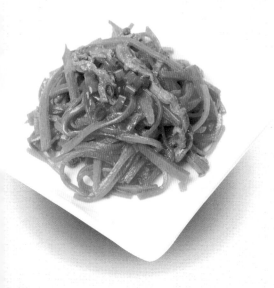

材料 胡萝卜200克，牛瘦肉50克。

调料 酱油、淀粉、料酒、葱花各10克，姜末5克，盐2克。

做法

❶牛瘦肉洗净，切丝，用葱花、姜末、淀粉、料酒和酱油调味，腌渍10分钟；胡萝卜洗净，去皮，切成细丝。

❷锅内倒油烧热，放入牛肉丝迅速翻炒，倒入胡萝卜丝炒至熟，加盐调味即可。

功效 胡萝卜素可以在人体内转化为维生素A，对新妈妈眼睛有益；牛肉可补铁补血，可预防新妈妈贫血。

红枣蒸南瓜

材料 南瓜 200 克，红枣 5 颗。

调料 白糖 5 克。

做法

❶ 南瓜去皮、去瓤，切成薄厚均匀的片；红枣泡发洗净。

❷ 南瓜片装入盘中，加入白糖拌均匀，摆上红枣。

❸ 蒸锅置火上，放入南瓜、红枣，蒸约 30 分钟，至南瓜熟烂即可。

功效 红枣含有维生素 C、钙、磷、铁等营养成分，可补血补虚；南瓜含有丰富的膳食纤维，能吸附肠道中的代谢废物。这道菜口感绵软，能帮助排毒、补血、健脾。

补血、健脾

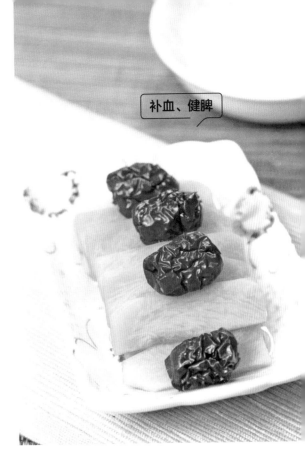

什锦蘑菇汤

材料 干香菇 10 克，芦笋、金针菇各 100 克，熟扇贝丝 20 克。

调料 盐 2 克，姜末、蒜蓉各 5 克，蘑菇高汤适量。

做法

❶ 干香菇泡发，洗净，去蒂，切片；芦笋洗净，去老根，切斜段，焯水；金针菇洗净，去根。

❷ 锅内放油烧至六成热，煸香姜末、蒜蓉，倒适量蘑菇高汤和清水烧沸，放芦笋段、香菇片、金针菇，开锅后放扇贝丝稍煮，加盐调味即可。

功效 香菇、金针菇可益气血、增强免疫力，芦笋能补充维生素、催乳，扇贝可补锌、清热。

补锌、催乳

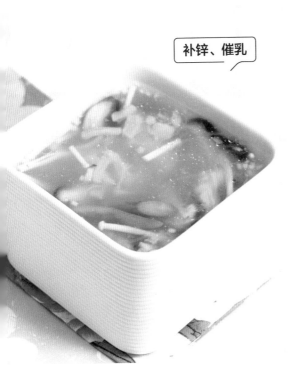

宝宝哭闹的原因

哭闹可能的原因	家长的应对方法
想睡觉了	1. 让宝宝做些运动，但是该运动要缓和或者节奏比较慢 2. 说一些安抚的话，让宝宝放松下来
宣泄情绪，20 天后会出现	1. 通常情况下把宝宝抱起来就没事了 2. 经常陪宝宝一起玩耍，以便消除宝宝的寂寞感
饿了	1. 每隔 2~3 小时需要喂奶，间隔时间不能太久 2. 经常性 1~2 小时就哭闹，有可能是一次性喂奶量不够
消化不良导致腹胀，20 天后会出现	摸摸宝宝的小肚子是否发热、发硬，如果是，可以适度按摩腹部
穿得太多或太少	要根据室内的温度及时给孩子增减衣物，原则上孩子的衣服和大人的衣服一致即可
尿湿了	及时更换尿布或纸尿裤，宝宝如果出现红臀，需要抹点护臀霜
鼻子不通畅	可以通过棉签、吸鼻器等清洁鼻腔，但是在使用工具的时候一定不能太深入，避免弄伤宝宝

宝宝哭闹的预防方法

1 吮吸。不论是乳房、婴儿自己的手指还是奶嘴，吮吸总是能起到安抚作用。

2 抚触。各种轻拍和抚触都能帮助宝宝平静下来。

3 音乐。有节奏的声音或音乐能帮助安抚宝宝，甚至洗衣机或吸尘器的嗡嗡声也能帮助安抚宝宝。

爸爸对新妈妈进行贴心护理

常给新妈妈按揉腰部和肩部

爸爸平时可以给新妈妈按揉腰部和肩部，有助于舒筋通络，促进腰部、肩部气血循环，消除腰肌疲劳，缓解腰肌痉挛、疼痛。

命门穴： 命门穴在腰部第二腰椎棘突下的凹陷中，与脐中（神阙穴）相对。手握拳，以食指掌指关节突起部（拳尖）置于命门穴上，先顺时针方向压揉9次，再逆时针方向压揉9次，如此重复操作5～10分钟。每天按揉此穴，具有温肾阳、利腰脊等作用。

肾腧穴： 肾腧穴在腰部第二腰椎棘突下旁开1.5寸处，与命门穴相平。两手握拳，以食指掌指关节突起部放在两侧肾腧穴上，先顺时针方向压揉9次，再逆时针方向压揉9次，如此重复操作5～10分钟。每天按揉此穴，具有滋阴壮阳、补肾强腰等作用。

肩髃穴： 于肩峰端下缘，当肩峰与肱骨大结节之间，三角肌上部中央。按摩时一手按住肩膀，用食指或中指用力按揉2～3分钟，以局部出现酸胀感为佳。早晚各1次。

肩井穴： 在大椎穴与肩峰连线中点，肩部最高处。按摩时先以一手食指压于中指上，按揉肩井穴5分钟左右。力量要均匀，以局部出现酸胀感为佳。早晚各1次。

配合月嫂及家人照顾宝宝

新妈妈若出现腰酸背痛等不适时，爸爸应督促新妈妈多加休息，让她减少抱宝宝的时间和次数。自己配合月嫂、其他家人等多照顾宝宝，以免新妈妈落下月子病。

产后第2周

妈妈做好个人卫生

洗脸用力不要过大

产后肌肤格外敏感，洗脸时可轻柔按摩以改善浮肿

月子里，新妈妈应经常洗脸，既可以清洁皮肤，又可以适当补水。产后新妈妈肌肤更加敏感，应选择适合自己的洗面用品，或直接用温水洗脸。洗脸时，不要用力揉搓，这样会伤害皮肤，只要轻轻触摸整个面部即可；洗脸过程中，可对脸部进行轻柔按摩，以3～5分钟为宜，不但能深度清洁肌肤，还能促进面部血液循环，改善浮肿。

此外，洗完脸后可涂抹一些保湿护肤品，以起到保湿作用。

护肤品要无刺激、不油腻

妈妈涂抹在脸上的东西，就是宝宝经常接触的东西

宝宝常常看到、接触妈妈的脸，因此，新妈妈要注重保养自己的脸部，在和宝宝互动时给宝宝的触感才更舒服。在护肤品的选择上，也应选择无刺激性气味、不油腻、无毒副作用的护肤品，尽量少用或不用化妆品。

适当修剪指甲

不存在"剪刀风"这回事

新妈妈指甲过长会导致细菌的残留，在护理宝宝的时候也会因为不小心划伤宝宝而导致宝宝细嫩的皮肤发炎。因此，月子里勤剪指甲对母婴健康都非常重要。

经常梳头，可去除头发中的灰尘、污垢

在中国传统观念中，认为坐月子不可以梳头，说梳头会出现头痛、脱发甚至留下"头痛根"，主张1个月内不梳头。实际上，坐月子期间完全可以照常梳头。梳头不仅可美容，还有保健的作用。一方面，梳头可去除头发中的灰尘、污垢，可以使头发保持清洁；另一方面，通过木梳刺激头皮，可促进局部皮肤血液循环，防止脱发、早白、发丝断裂、分叉等。

选择适合自己发质的洗发水

头发和皮肤一样，也分中性、干性、油性等不同质地，妈妈挑选洗发水时，要考虑到自己的发质，选择适合自己的洗发水。

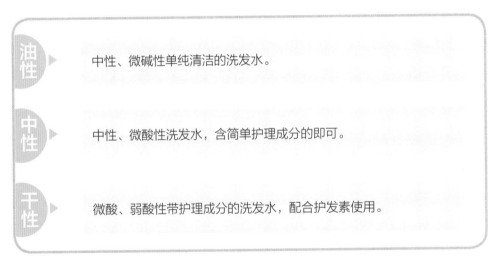

油性 ▶ 中性、微碱性单纯清洁的洗发水。

中性 ▶ 中性、微酸性洗发水，含简单护理成分的即可。

干性 ▶ 微酸、弱酸性带护理成分的洗发水，配合护发素使用。

按压百会穴预防脱发

百会穴位于头顶部，两耳尖连线的中点处。新妈妈可以用一只手指按头顶，用中指揉百会穴，其他两指辅助，顺时针方向转动36圈，有息风醒脑、升阳固脱的作用，可预防产后脱发。

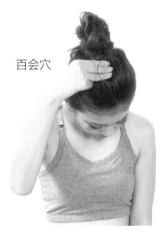

百会穴

食谱推荐

妈妈一日菜单	
餐次	搭配建议
早餐（7：00~8：00）	红薯粥 1 碗 + 土豆烧牛肉 1 盘 + 南瓜饼 1 个
加餐（10：00）	煮鸡蛋 1 个 + 综合坚果 20 克
午餐（12：00~12：30）	米饭 1 碗 + 银耳木瓜排骨汤 1 碗 + 滑炒豆腐 1 盘
加餐（15：30）	全麦面包 2 片 + 酸奶 1 杯
晚餐（18：00~19：30）	蔬菜鸡蛋饼 1 个 + 西蓝花蒸平菇 1 盘
加餐（21：00）	猪腰大米粥 1 碗

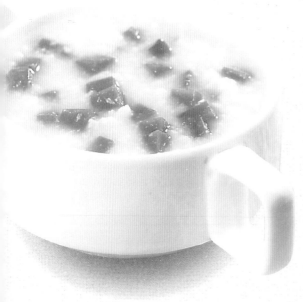

润肠通便

红薯粥

材料 大米 50 克，红薯 60 克。

做法

❶ 大米淘洗干净，加水浸泡；红薯洗净，去皮，切小块。

❷ 锅置火上，倒入适量清水煮沸，将大米倒入其中，大火煮沸，放入红薯块，转至小火熬煮 20 分钟即可。

功效 红薯中含有丰富的膳食纤维，能促进肠胃蠕动，新妈妈食用可起到润肠通便的作用。

西蓝花蒸平菇

材料 西蓝花 500 克，平菇 100 克。

调料 蚝油、淀粉各 5 克适量。

做法

1 西蓝花洗净，掰小朵；平菇洗净，切丁。将所有材料装盘放入蒸锅，蒸 10 分钟左右。

2 取一小锅，将水、蚝油混合煮沸，加入淀粉调成水淀粉，倒入锅中，快速搅拌至汤汁浓稠时关火。

3 最后将蒸好的西蓝花平菇取出，将芡汁浇于表面即可。

功效 平菇可改善免疫功能，抗氧化；西蓝花富含维生素 C 等成分，能有效保护胃黏膜。新妈食用此菜可增强免疫力。

增强免疫力

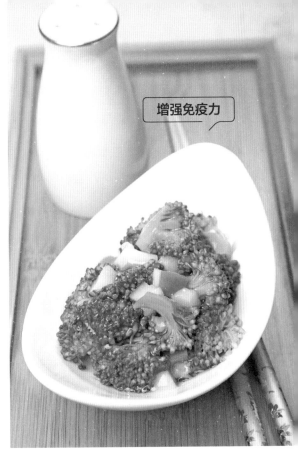

保护肝脏、催乳

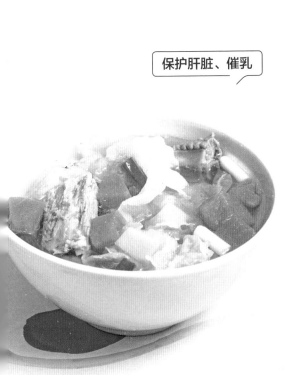

银耳木瓜排骨汤

材料 猪排骨 150 克，干银耳 10 克，木瓜 100 克。

调料 盐 2 克，葱段、姜片各 5 克。

做法

1 银耳泡发，洗净，撕成小朵；木瓜去皮除子，切成小块；排骨洗净，切段，焯水备用。

2 汤锅加清水，放入排骨段、葱段、姜片同煮，大火烧开后放入银耳，小火慢炖约 1 小时。

3 把木瓜块放入汤中，炖 15 分钟后调入盐即可。

功效 银耳能提高肝脏解毒能力，可保护肝脏。木瓜中的维生素 C 能防止细胞氧化。这道汤还有催乳的作用。

宝宝预防呛奶很重要

如何喂奶不呛奶

呛奶主要是因为奶流过快引起的，这一口还没咽下去下一口又来了，造成宝宝呛奶。呛奶可能导致吐奶，严重时甚至会从鼻子喷出来，经常性呛奶容易造成吸入性肺炎。妈妈这样喂奶可以有效预防婴儿呛奶。

不在宝宝大哭时喂奶

宝宝一哭就喂奶，容易造成呛奶，宝宝大哭时，先安抚宝宝，使其安静下来再喂奶，否则容易呛奶。

注意喂奶姿势

新生儿的胃容量较小，贲门括约肌发育不完善，容易出现食物反流，所以一定要选择好喂奶姿势。最有效的喂奶姿势是宝宝侧卧位，妈妈与宝宝相对侧卧，还可以斜抱宝宝喂奶，这样都有利于预防呛奶。即使呛奶，也不会流到宝宝耳朵和鼻子里面。

千万不要仰卧喂奶。有些新妈妈为了减少腰部压力，喂奶的时候让宝宝仰躺着，自己俯身下来喂奶，这样极易呛奶。

控制奶水速度

当妈妈感觉乳房太胀时，可以先挤出一些奶再喂宝宝，或者用手指轻压乳晕，减缓奶水的流出。

营造专心吃奶的环境

宝宝吃奶的时候不要言语引逗，或者妈妈跟其他人边聊天边喂奶，这样很容易吸引宝宝的注意力，宝宝会因注意力分散造成呛奶。

此外，喂完奶后，将宝宝直立抱起拍完嗝再将宝宝放下。人工喂养的宝宝则要注意奶嘴孔的大小。

不要让宝宝含着乳头睡觉

新生宝宝正处于快速生长期，很容易出现饿的情况，所以夜间会吃两三次奶。但注意不能让宝宝含着乳头睡觉，否则既会影响宝宝睡眠，难以让宝宝养成良好的吃奶习惯，也容易造成窒息。此外，还会导致妈妈乳头皲裂。

爸爸别忽略对大宝的照顾

二孩爸爸，多关心大宝

家人围着二宝忙碌的时候，爸爸应多关心大宝。尤其是大宝年龄比较小，洗澡、哄睡等事情，爸爸都要照顾到。

关于二宝的到来，有些父母选择不告诉大宝，甚至觉得，让大宝自己发现会更加自然。其实家庭发生变化，大宝完全可以从家人的言谈举止中听到和猜到。而这种猜测会让他感到很不安，因为不知道发生了什么，会失去安全感。

因此，父母要站在大宝的角度和立场来看待整个事情，可以在合适的时机告诉大宝，让他慢慢接受。而不能让大宝有被忽略、被丢弃的感觉。

二宝要吃奶，大宝也来凑热闹怎么办

很多时候，大宝一看到妈妈给二宝喂奶，也喜欢过来凑热闹，吵着要跟妈妈一起玩、让妈妈讲故事等。实际上，大宝过来凑热闹是"醉翁之意不在酒"：二宝吃奶，得到了妈妈的拥抱、关心、乳汁，而这些之前都是属于大宝的，他觉得现在被二宝夺去了，很失落。小孩子也会寻求安慰。

遇到这种情况，爸爸就要及时过来帮忙，安慰大宝，给他讲故事、陪他玩玩具，让妈妈专心喂奶。最好是在妈妈喂奶前，就哄着大宝去做他喜欢的事情，转移他的注意力。

半夜起来给宝宝换尿布或纸尿裤

宝宝半夜常常会尿尿，尿湿了不舒服就会哭闹，尿布或纸尿裤长时间不换，还会导致宝宝红臀。新妈妈需要多休息，体贴的爸爸半夜里应该主动起床给宝宝更换尿布或纸尿裤。

定期开窗通风

月子期间，新妈妈的居室应坚持每天开窗通风 2~3 次，每次 20~30 分钟，这样才能减少空气中病菌的密度，防止感染。通风时，应先将新妈妈和宝宝暂时移到其他房间，避免受对流风直吹而受凉。

产后第3周

妈妈注意劳逸结合，避免过度用眼

开始分泌成熟乳

大量的乳汁真正到来，能自行调节营养以适应宝宝生长发育需求

宝宝出生14天后，妈妈的乳汁分泌逐渐稳定，这时候的乳汁不仅含有丰富的营养物质，还会根据宝宝生长过程的变化自行调节其中营养物质的含量，被称为成熟乳。宝宝身体所需的各种营养素都能在乳汁中找到，及时、足量地喂给宝宝，宝宝才能健康生长。

此后，妈妈更要注意补养气血，以保证乳汁充足，并提高乳汁质量。

可以进行恢复锻炼了，切记适度

医生许可的情况下，适当增加运动量

经过了半个多月的休养与护理，有些新妈妈的身体恢复得差不多了，在医生许可的情况下可以适当增加一些运动量了。

需要提醒新妈妈注意的是，运动有一个大前提，即不感到劳累。运动时，运动量和幅度都不要太大，以免身体过于疲劳。

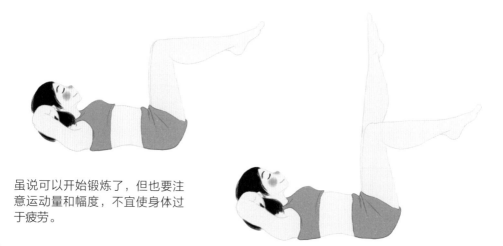

虽说可以开始锻炼了，但也要注意运动量和幅度，不宜使身体过于疲劳。

适当做一些轻体力的家务活

经过 2 周的喂养实践，绝大多数妈妈已经能够熟练地喂养宝宝，并根据宝宝的作息时间进行调整，使自己和宝宝保持一致，新妈妈的精神状态也有所改善。所以从这周开始，新妈妈可以做些轻体力的家务活，锻炼身体，以利于筋骨的恢复。

不要过度用眼，避免伤心流泪

新妈妈如果长时间上网、看电视或书报等，眼睛会提早老化。如果新妈妈确实想看，也要保证每看 30 分钟休息 10 分钟。还可以做一做眼保健操，或者经常吃些动物肝脏、黄绿色蔬菜等，这些食物中富含维生素 A 或胡萝卜素，能起到保护视力的作用。

新妈妈如果经常哭泣、流泪，眼睛容易酸痛，并加速眼睛老化，甚至还会引发青光眼、白内障等疾病。

所以家人应尽量让新妈妈远离伤心事，使其安心坐月子。此外，新妈妈也要努力使自己保持愉快的心情，尽量避免月子期间流泪。

学会放松

这时新妈妈应该多想想开心的事儿。经过前几周的调理，自己的身体逐渐恢复。在喂养宝宝、照顾宝宝的过程中与宝宝不断接触，彼此之间的感情越来越亲密，这就给自己带来了巨大的自豪感，增强了照顾宝宝的自信心，心情就会好起来。

不要急着戴隐形眼镜

怀孕期间因为内分泌系统和全身多系统的变化，会影响角膜的生理和代谢，使眼睛出现诸多不适，所以不推荐佩戴隐形眼镜。产后也建议新妈妈不要过早佩戴隐形眼镜，因为全身各器官功能需要时间恢复，过早戴隐形眼镜会加重眼睛疲劳。因此，建议新妈妈产褥期之后再佩戴隐形眼镜。

食谱推荐

妈妈一日菜单

餐次	搭配建议
早餐（7：00~8：00）	海米豆皮黄瓜水饺 1 盘 + 小米红豆粥 1 碗
加餐（10：00）	葱油饼 1 张
午餐（12：00~12：30）	米饭 1 碗 + 红烧冬瓜 1 盘 + 猪脚花生汤 1 碗
加餐（15：30）	乌鸡汤 1 碗
晚餐（18：00~19：30）	鳝丝打卤面 1 碗 + 酱汁油菜 1 盘
加餐（21：00）	煮鸡蛋 1 个 + 酸奶 1 杯

催乳、补虚

小米红豆粥

材料　红豆、小米各 50 克，大米 30 克。

做法

❶ 红豆洗净，用清水泡 4 小时，蒸 1 小时至红豆酥烂；小米、大米分别淘洗干净，大米用水浸泡 30 分钟。

❷ 锅置火上，倒入适量清水大火烧开，加小米和大米煮沸，转小火熬煮 25 分钟成稠粥。

❸ 将酥烂的红豆倒入稠粥中煮沸，搅拌均匀即可。

功效　红豆富含叶酸、蛋白质，新妈妈适当多吃有催乳的功效；小米营养丰富，且易于消化，非常适合产后食用。

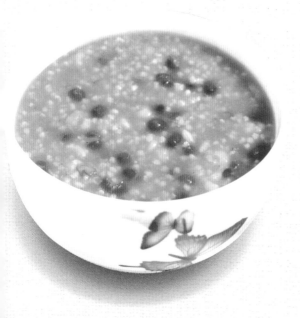

红烧冬瓜

利水、消肿

材料 冬瓜 300 克，泡发的香菇、青椒、
红椒各 20 克。

调料 葱花 5 克，酱油、蚝油各 6 克。

做法

1. 冬瓜去皮，切成 3 ~ 4 厘米的方块，在
上面打十字花刀；泡发的香菇冲洗，挤
干，去蒂，切粒；青椒、红椒洗净，去
蒂及子，切粒。

2. 锅内倒油烧热，放入冬瓜煎香，放香菇
粒、辣椒粒炒香。

3. 加适量清水没过冬瓜，加酱油烧开，待
汤汁快收干，加蚝油搅匀，撒葱花即可。

功效 冬瓜可利水消肿，有助于缓解产后
水肿型肥胖。

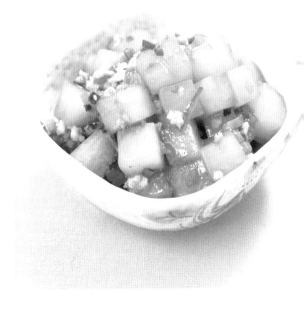

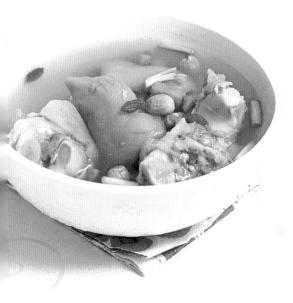

催乳、补虚

猪脚花生汤

材料 猪脚 1 只，花生米 50 克，枸杞子
5 克。

调料 盐 5 克，料酒 15 克，葱段、姜片
各适量。

做法

1. 猪脚洗净，用刀轻刮表皮，剁成小块，
焯水备用；花生米泡水半小时后煮开，
捞出备用。

2. 汤锅加清水，放入猪脚、料酒、葱段、
姜片大火煮开，小火炖 1 小时。

3. 放入花生米再炖 1 小时，加枸杞子同煮
10 分钟，加盐调味即可。

功效 花生能够健脾养胃，猪脚和花生均
有补血养胃、增乳汁的作用。

宝宝偏头的问题

偏头形成有原因

1 **胎儿头大、双胞胎**
宝宝的头比较大，或者是双胞胎、多胞胎。由于子宫内空间有限，宝宝的头部受到挤压，出生时容易出现偏头。

2 **斜颈**
宝宝出现斜颈，头会向一侧偏，头部长期与床面接触的位置就会变扁，导致偏头。

3 **固定睡觉姿势**
如果经常让宝宝固定一个姿势睡觉，时间长了，也会导致宝宝偏头。

偏头引发的问题

1 影响脸形。头形长得不对称，脸形自然也很难对称。偏头的宝宝，通常都是一侧头高，对侧的脸就大。

2 影响五官。脸形不正会引发宝宝出现眼睛、耳朵不在一条水平线上的问题，并且使得五官的功能也受到一定的影响。

3 影响牙齿发育。脸形不对称，脸小的一侧下颌就会相对较短，同侧的牙齿发育也会受到影响。

4 影响颅骨发育。宝宝大脑的发育是大脑顶着颅骨长，偏头会影响整个颅骨的发育。

头睡偏了要及时纠正

月子里的宝宝颅骨尚未完全骨化，有一定的可塑性。当一边骨片长期承受整个头部重量的压力时，很容易导致宝宝头部睡偏。所以新手爸妈要时刻关注宝宝的睡姿，避免宝宝把头睡偏了。不过，即使在3个月内头部睡偏了，也是可以帮助宝宝及时矫正的。但过了3个月，宝宝自己能够翻身，就不会再随意由父母改变睡姿了，再纠正偏头就不太容易了。

爸爸学会给宝宝穿衣服

穿连体衣的方法

　　新生宝宝多穿连体衣，新手爸妈要学会给宝宝穿这种衣服。应该先穿裤腿再穿袖子。正确穿连体衣的方法如下：

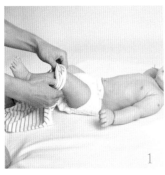
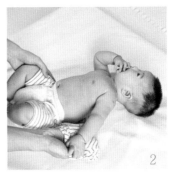
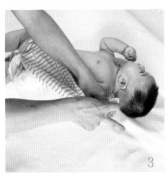
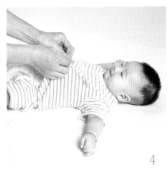

1 穿连体衣要从脚穿起。可以将一条裤腿卷起来，套入宝宝的一只脚上，然后展开裤腿。另一只裤腿也这样穿。

2 然后一手握住宝宝的脚踝，轻轻抬起宝宝的双腿，就可以把连体衣套过宝宝的屁股了。

3 接着将袖管卷起来，套入一只胳膊，然后展开袖子。另一只胳膊也这样穿。

4 最后系好扣子或衣带。

宝宝穿衣服前的工作不能忽视

1 剪下新衣服的商标。如果是贴在里面的更要彻底剪下来，因为商标接触宝宝娇嫩的皮肤会使皮肤红肿。

2 新衣服用清水漂洗。新生儿的衣服最好用清水漂洗后再穿，去掉可能附着在上面的灰尘或异物等。

3 天气寒冷时，室温升高后再脱衣服。有的宝宝在穿脱衣服时会吓一跳，但这是0～4个月宝宝的正常生理反应，可以抓住宝宝的手或胳膊让宝宝安心。

产后第4周

漏奶了怎么办

漏奶是怎么回事

漏奶很正常，不用太着急

生完宝宝后奶水不由自主外流，俗称"漏奶"。医学上，漏奶是指乳房不能储存乳汁的现象。漏奶和哺乳过程中的泌乳反射、条件反射、乳房结构等有关。有些妈妈产后气血虚弱，也可能造成漏奶。

泌乳反射

在乳房开始大量分泌乳汁的前几周，宝宝频繁吸奶会刺激乳房出现泌乳反射，乳房受到刺激可能发生漏奶现象。此外，如果乳房淤积过多乳汁也会引起泌乳反射，出现漏奶现象。

条件反射

当妈妈看到别的妈妈哺乳或听见其他宝宝哭时，会引起自身条件反射，出现漏奶现象。

乳房结构

如果妈妈乳头位置较低，也容易出现漏奶现象。

产后气血虚弱

妈妈在分娩时耗费了大量精力，且失血过多，加上产后饮食不均衡、休息不足，容易出现气血虚弱，也会漏奶。

出现漏奶怎么办

佩戴合适的文胸、使用防溢乳垫，避免尴尬

1.佩戴合适的文胸，将乳房托起，让乳头位置不低于水平，能起到缓解作用。

2.尽量避免会引起条件反射的刺激（场景、声音等），还可以准备干净毛巾，以便漏奶时擦拭。

3.可以在内衣里塞防溢乳垫。防溢乳垫需要勤换，因为防溢乳垫能吸收的奶量也是有限的，妈妈需要在它达到饱和之前更换，否则奶仍会继续往外漏。

4.如果漏奶现象比较严重，应及时就医、及时治疗。

漏奶能喂饱宝宝吗

刚开始哺乳到产后 6 周内，妈妈的泌乳量和宝宝的需求量还处于磨合期，没有形成规律性的节奏，到了喂奶时间，很容易发生漏奶。很多新妈妈都有漏奶现象，这与奶量多少并没有直接关系，并不影响喂饱宝宝。

一定要坚持按需喂养，并且要尝试不同的喂奶姿势。别担心，很快就会建立起最适合自己和宝宝的母乳喂养节奏，漏奶现象会逐渐好转。

夜间怎样哺喂宝宝

夜间给宝宝喂奶，可以保证宝宝获取足够的营养。此外，夜间妈妈的身体处于休息状态，而催乳素在夜间分泌旺盛，经常喂奶，可以刺激母乳的分泌，有效预防乳腺炎的发生。

夜间喂奶最好采取坐位姿势，能避免挡住宝宝的鼻孔，造成意外的发生。喂奶过程中，妈妈要注意随时调整宝宝的头部，使头部尽量往乳房上方靠，前额和鼻子离乳房远一些，这样可以避免压到宝宝鼻子而影响呼吸。

乳汁少也不要轻易放弃母乳喂养

宝宝吸吮次数越多，妈妈产生的奶水就越多。妈妈奶水不足时，可一天坚持喂宝宝 12 次以上，千万不要轻易放弃母乳喂养。

如果有条件，安排几天时间让宝宝不离开自己，一有机会就喂奶，这样坚持一段时间，奶水量会明显增多。

喂完一侧乳房，如果宝宝哭闹不停，不要急着给配方奶，而是换一边继续喂。一次喂奶可以让宝宝交替吸吮两侧乳房数次。妈妈要记住，乳汁是不会被吃干的，而是越吃越多。

如果已经采取混合喂养方式，应通过不断促进母乳分泌而逐渐减少喂配方奶的次数，而不是一味增加配方奶量。很多妈妈只要催乳合理，都会由最开始的混合喂养变成纯母乳喂养。

学会放松心情

有些新妈妈看到自己产后一身的赘肉、脸上的妊娠斑、身上的妊娠纹就非常担心，怕这些会影响自己的形象。其实不必过于担心。关于身材问题，新妈妈可以等身体彻底恢复后再瘦身，只要坚持运动和合理饮食，身材很快就会恢复到产前水平；关于妊娠纹和妊娠斑，虽然不能完全消除，但新妈妈可以通过按摩、擦保湿护肤品等方法进行淡化，也不会影响美观。

这时新妈妈应该想点开心的事儿，比如，身体恢复得越来越好，与宝宝的关系越来越亲密等。

食谱推荐

妈妈一日菜单	
餐次	搭配建议
早餐（7：00~8：00）	绿豆芽海米馄饨1碗 + 蒸茄子1盘
加餐（10：00）	煮鸡蛋1个
午餐（12：00~12：30）	米饭1碗 + 清蒸牡蛎1盘 + 油菜金针菇1盘 + 花生汁1杯
加餐（15：30）	南瓜饼1张
晚餐（18：00~19：30）	牛奶馒头1个 + 一品豆腐汤1碗
加餐（21：00）	酸奶1杯 + 小窝头1个

利水、强体

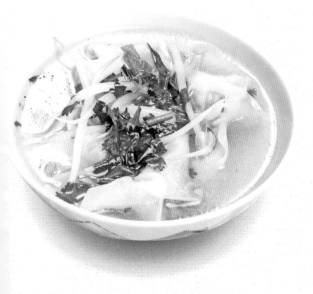

绿豆芽海米馄饨

材料 馄饨皮250克，绿豆芽150克，海米50克。

调料 生抽5克，盐2克，白糖、清汤各适量，香菜末10克。

做法

❶ 海米用清水发透；绿豆芽洗净，取100克切末；绿豆芽末加海米、白糖、生抽、植物油、盐搅拌均匀，制成馅料。

❷ 取馄饨皮，包入馅料，做成馄饨生坯。

❸ 锅内加清水烧开，下入馄饨生坯煮熟，捞出；另起锅加清汤烧开，加剩余绿豆芽煮开，加盐、香菜末调成汤汁，浇在煮好的馄饨上即可。

功效 有助于新妈妈利水、恢复体力。

一品豆腐汤

材料 老豆腐 100 克，水发海参、虾仁、鲜贝各 25 克，枸杞子少许。

调料 盐、白糖各适量。

做法

1. 豆腐洗净，切小丁；水发海参剖开，去内脏后洗净，切小丁；虾仁去虾线后洗净，切小丁；鲜贝洗净，切小丁；三种海鲜均焯水；枸杞子洗净，备用。

2. 锅置火上，倒入适量清水烧开，放入豆腐丁、海参丁、虾仁丁、鲜贝丁、枸杞子煮 8 分钟，最后加入盐、白糖调味即可。

功效 豆腐、虾仁含有丰富的钙，有助于促进骨骼健康，帮助新妈妈补充体力。

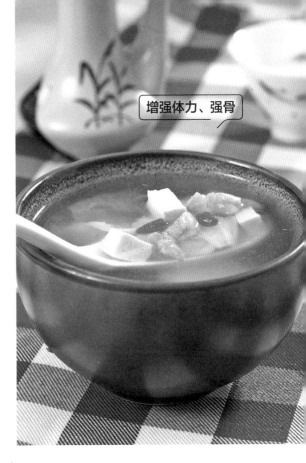

增强体力、强骨

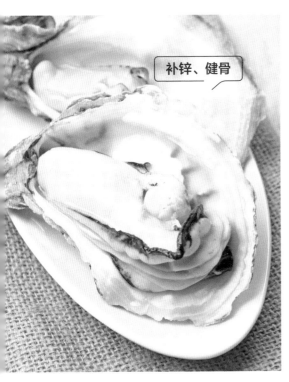

补锌、健骨

清蒸牡蛎

材料 新鲜牡蛎 500 克。

调料 生抽、香油各适量。

做法

1. 新鲜牡蛎用刷子刷洗干净；生抽和香油调成味汁。

2. 锅内放水烧开，将牡蛎平面朝上、凹面向下放入蒸屉。

3. 蒸至牡蛎开口，再过 3 ~ 5 分钟出锅，蘸味汁食用即可。

功效 牡蛎中富含钙、锌，能预防骨质疏松，可增强体力。

宝宝满月头，剃吗

不要随意剃满月头

一些地方在宝宝满月时，会给宝宝剃满月头，就是把胎毛全部剃掉，认为这样宝宝的头发会长得浓密。事实上，这是没有科学依据的。宝宝头发长得慢与快、粗与细、多与少，与是否剃除胎毛没有任何关系，而是与宝宝的营养状况及遗传等有关。

此外，宝宝头皮薄嫩、抵抗力弱，在剃满月头时容易损伤皮肤，导致细菌侵入发根破坏毛囊，影响头发生长，甚至会导致脱发。如果宝宝头发长了，且是炎热的夏季，为防止湿疹，可以把头发剪短，但不宜剃光头。即使出了湿疹，也不要剃光，否则易引起感染。

理发师和理发工具的选择

宝宝的第一次理发，理发师的理发技艺和理发工具的选择尤为重要。一定要注意选择理发师，应了解理发师是否有经验，并通过健康检查，受过婴儿理发、医疗双重培训，使用婴儿专用理发工具，并在理发前已进行严格消毒。现在市面上专门为宝宝生产的宝宝理发器也很流行，既方便又卫生，是不错的选择，父母在家就可以为宝宝理发。

剪头后，最好马上洗头

宝宝剪头后，最好能马上洗头，用清水即可。及时清洁头皮，以免头皮上的油脂、汗液以及污物刺激头皮，引起头皮发痒甚至发生感染。此外，经常洗头可使头皮得到良性刺激，从而促进头发生长。

怎样给宝宝洗头

清洗时，不要用手指硬抠，更不要用梳子去刮，要注意动作轻柔，以免损伤宝宝头皮而引发感染。

给宝宝洗头时要注意清洗宝宝的囟门，只要注意动作轻柔，是不会给宝宝带来伤害的。

洗好后还要注意用干毛巾擦干宝宝头部，冬季可给宝宝戴上小帽子或用毛巾遮盖头部，防止宝宝受凉。

爸爸注意宝宝的光线环境

白天室内光线要柔和

　　白天光线特别明亮的情况下，不利于宝宝的睡眠。很多家长以为宝宝哭闹是不想睡，其实宝宝是想睡的，只是由于受到明亮光线的刺激睡不着而已。同时，强烈的光线照射会伤害宝宝的眼睛。建议白天使用浅色薄纱窗帘，使室内光线变得柔和，这样一来，宝宝就可以睡个好觉了。

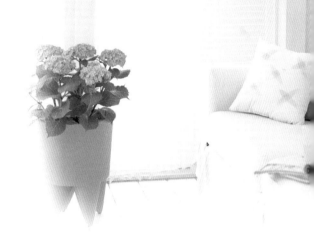

　　需要注意的是，白天不要使用较厚的深色窗帘，否则昏暗的光线会影响宝宝对昼夜节律的感知，甚至会影响宝宝的视觉发育。

注意卧室不要通宵开灯

　　一些父母为了方便夜间给宝宝喂奶、换尿布，会把卧室的灯通宵开着，这对宝宝是不利的。因为通宵开灯会让宝宝不分昼夜，这样会影响宝宝的睡眠和喂养，不利于宝宝的身体健康。调查研究显示，夜间熄灯，宝宝睡眠时间较长，喂奶所需时间较短，体重增加较快，所以宝宝的卧室不宜通宵开灯。

给宝宝拍照忌用闪光灯

　　现在很多父母都会给宝宝拍照，留下精彩的瞬间，但给宝宝照相时应谨慎。给宝宝照相要用自然光加柔光，不能用闪光灯，因为闪光灯会刺伤宝宝的眼睛。

　　同时，拍照时要注意宝宝的情绪，宝宝情绪不佳时不要强迫宝宝拍照。

产后第5周

让乳汁充足起来

乳汁突然"少了"是怎么回事

奶水有所减少，仍要保证哺乳次数

很多妈妈到产后第5周可能会出现乳汁突然"减少"的情况，出现这种情况的原因主要有：

1. 宝宝需求量增加。此时宝宝进入快速发育期，需求量增加，妈妈就会感觉乳汁"减少了"。只要坚持每天固定哺乳次数，泌乳量就会慢慢跟上宝宝的需求。

2. 如果持续一段时间没有涨奶，看宝宝的样子也是够吃的，那么也可能达到了"供需平衡"的状态，这是妈妈和宝宝都非常舒适的状态，既没有涨奶的痛苦，宝宝也不会被呛到。

想办法让乳汁充足起来

妈妈多和宝宝接触，调动宝宝吸吮妈妈乳房的兴趣

让乳汁充足起来，最重要的方法是让宝宝频繁、有效地吮吸乳房。妈妈得到家人的鼓励和支持，宝宝愿意经常吮吸妈妈的乳房，有助于增加泌乳量。具体方法如下：

1. 只要宝宝有兴趣就让其吮吸，每天最好多于10次。

2. 保证妈妈饮食均衡、营养，适量多食用有效的下奶汤。

3. 妈妈尽可能多地与宝宝互动，进行充分的皮肤接触，与宝宝作息同步，采取正确的哺乳姿势和含接乳头的方法。

4. 坚持夜间给宝宝按需喂奶。

不能过分依赖多吃来增乳

月子里适当多吃、多喝是身体恢复、促进泌乳的保障，但过分依赖多吃来增加泌乳量，会导致体重激增，不利于妈妈身材恢复，还有可能引发肥胖、糖尿病等疾病。

重视补钙

1
每天喝牛奶、酸奶
为保证乳汁中的钙含量，新妈妈每天需要提供 300 毫克的钙，而一旦体内的钙质不足，就要动用母体骨骼中的钙。因此，每天要增加钙的摄入量，才能满足自身和宝宝的需求。

牛奶： 最好的补钙食物，每天以 300~500 克为宜。

酸奶： 补钙效果好，吸收利用率高，能有效润肠通便，防止便秘，每天以 300 克为宜。

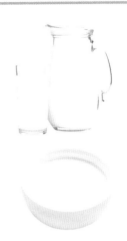

2
其他高钙食物
新妈妈在保证每天牛奶、酸奶摄入量的前提下，可适当食用豆类、豆腐、鸡蛋、绿色蔬菜等其他富含钙质的食物。

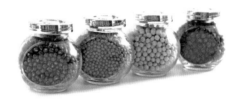

3
补充维生素 D 或经常晒太阳
在阳光好、无风的日子，建议新妈妈到阳台、花园里晒晒太阳。如果实在没办法晒太阳，则应每天补充维生素 D。需要注意的是，隔玻璃窗晒太阳是无效的。

剖宫产妈妈要注意腰肾功能的恢复

本周身体恢复的重点在于收缩子宫与骨盆恢复，促进新陈代谢，预防腰酸背痛。中医素有"以形补形"的食疗理论，建议此时多吃猪腰、羊腰等，以强腰固肾，减轻腰酸背痛。

食谱推荐

妈妈一日菜单

餐次	搭配建议
早餐（7：00~8：00）	葱花饼 1 张 + 丝瓜虾皮粥 1 碗 + 香菜炒猪血 1 盘
加餐（10：00）	乌鸡山药汤 1 碗
午餐（12：00~12：30）	米饭 1 碗 + 排骨豆腐虾皮汤 1 碗 + 胡萝卜炒西蓝花 1 盘
加餐（15：30）	鸡蛋番茄疙瘩汤 1 碗
晚餐（18：00~19：30）	南瓜饼 1 张 + 熘腰花 1 盘 + 白菜烧平菇 1 盘
加餐（21：00）	栗香黑米黑豆浆 1 杯

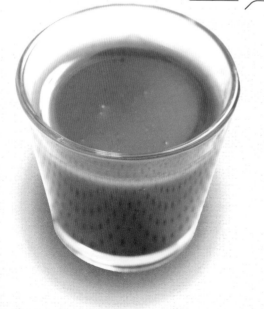

补肾强身

栗香黑米黑豆浆

材料 黑豆 50 克，黑米、栗子各 20 克。

调料 冰糖 5 克。

做法

❶ 黑豆用清水浸泡 8 ~ 12 小时，洗净；黑米洗净，浸泡 2 小时；栗子洗净，去壳取肉，切碎。

❷ 将上述食材倒入全自动豆浆机中，加水至上下水位线之间，按下"豆浆"键，煮至豆浆机提示豆浆做好，加冰糖搅拌至化即可。

功效 黑豆、黑米、栗子补肾强身，特别适合新妈妈食用。

排骨豆腐虾皮汤

材料 排骨 100 克，豆腐 200 克，虾皮 5 克，洋葱 50 克。

调料 姜片、料酒、盐各适量。

做法

① 洋葱去老皮，洗净，切片；排骨洗净，斩段，用沸水焯烫，撇出浮沫，捞出沥干水分；豆腐洗净，切块。

② 将排骨、姜片、料酒放入砂锅内，加入适量水，大火煮沸，转小火继续炖煮至七成熟；加豆腐块、虾皮、洋葱片，继续小火炖煮至熟，加盐调味即可。

功效 豆腐、排骨、虾皮富含钙和蛋白质，钙是骨质生长的必需材料，此汤可补钙、提高乳汁质量。

补钙、催乳

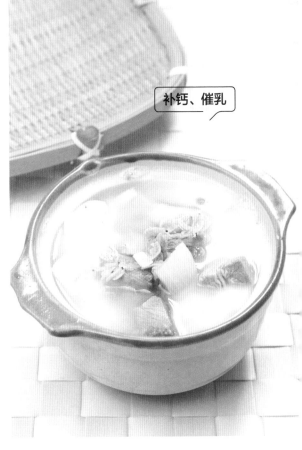

益肾强腰

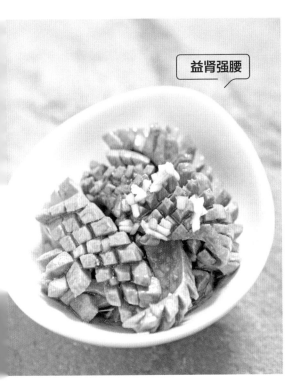

熘腰花

材料 猪腰 300 克。

调料 葱花、姜末、蒜末、酱油、料酒、水淀粉各 5 克，盐 3 克。

做法

① 猪腰洗净，除净腰臊，划出深而不透的交叉刀，再切成长条；取一个小碗，放入酱油、盐、水淀粉和适量清水，制成味汁；锅中加水烧沸，放入切好的猪腰，待腰子打卷成花状，迅速捞出沥干。

② 锅置火上，放油烧热，放入葱花、姜末、蒜末爆香；再放入腰花，加入适量料酒翻炒，倒入味汁翻炒均匀即可。

功效 具有补肾气的作用，可用于辅治肾虚腰痛、水肿等症。

宝宝睡眠习惯该注意了

睡眠习惯早养成

宝宝的睡眠问题常常困扰着新妈妈，让妈妈无所适从，如需要抱睡、睡得太晚、入睡困难等。其原因与环境因素、先天因素（宝宝属于难养型气质或对刺激过于敏感等）有关，但主要还是取决于环境因素。如果宝宝睡觉特别黏人，大多数可能是因为家长没有给宝宝养成良好的睡眠习惯。如果不尽早改变宝宝的不良睡眠习惯，不仅使家长疲惫不堪，还可能影响宝宝的正常生长发育。

良好的睡眠习惯有助于宝宝身心健康，也能减轻家长的劳累和负担。培养宝宝良好的睡眠习惯应尽早开始，一般来说，宝宝满月后就可以开始了。不重视宝宝良好睡眠习惯的培养，一旦宝宝已经形成不良的睡眠习惯，再加以纠正就会困难得多。

培养良好的睡眠习惯

1 要让宝宝养成良好的睡眠习惯，按时睡觉；衣服和被子不要太厚；睡前不要过分逗弄宝宝，不要让他太兴奋而难以入睡。

2 要培养宝宝自己在床上睡眠的习惯，不要由妈妈抱着拍到宝宝入睡后再放到床上，也不要让宝宝含着乳头、吸吮手指睡。刚开始，宝宝可能不太习惯，会哭闹或者睡不安稳等，这都是正常现象。如果宝宝无法入睡，妈妈可在旁边陪伴宝宝，轻轻拍拍宝宝，给宝宝哼哼儿歌，轻柔地说说话，帮助他入睡。

给宝宝创造最佳睡眠条件

宝宝的睡眠环境应该安静、舒适，因此，宝宝睡觉前应关闭电视，拉上窗帘，父母也不要再逗弄宝宝，或者大声交谈。可以将他的小床挨近父母的床，既方便照顾，也能给予宝宝更多的安全感。如果宝宝怕黑，可以在房间亮一盏小夜灯。

Tips

不能过度摇晃宝宝

宝宝哭闹时，大人经常会抱起宝宝摇一摇，在此提醒新手爸妈，婴儿的头较大，韧带的弹性差，大脑含水量高，且髓鞘（包围脑神经的物质）不足，如果经常晃动宝宝或晃动力度过大，有可能会影响宝宝大脑的发育，甚至造成脑死亡。

爸爸经常让宝宝做追视训练

不要以为宝宝只会吃奶、睡觉，其实宝宝的本领很大，他一生下来就具备看的能力，尤其喜欢看对比强烈的图案和鲜艳的色彩，家长一定要满足宝宝看的需求。

给宝宝做追视训练

在宝宝的小床上方（距离宝宝的眼睛约20厘米）悬挂玩具，如一个红色皮球，并用声音作为引导。利用宝宝短暂的醒来时间，一边轻声地哼唱歌谣，一边摆动悬挂的红皮球，逗引宝宝用眼观看，用耳听声。

家长还可以手拿彩球、摇铃等玩具让宝宝学习追视。先在宝宝面前能看到玩具处摇几下，然后慢慢地向左或向右移动，使其视线能跟踪眼前移动的玩具。

注意，每次让宝宝追视玩具的时间不能过长，一般1~2分钟即可，否则会引起孩子视觉疲劳。宝宝眼睛和追视玩具的距离为20~30厘米。

看爸爸的脸

照料宝宝时，爸爸要故意把脸在宝宝面前左右活动，让他的视线适应爸爸移动。爸爸的脸距离宝宝的脸不要超过30厘米。用温和的语调哄宝宝，比如说"你怎么了？爸爸在这儿呢"，并注意观察宝宝的反应。

看黑白图案

研究表明，对比强烈的黑白图形对这个阶段的宝宝最有吸引力，宝宝喜欢看轮廓鲜明、色彩对比强烈的图案。所以，多给宝宝看黑白图案，如棋盘状、葡萄状等，并在离宝宝脸20~30厘米处移动，让宝宝视线适应卡片移动，从而促使宝宝追视能力的提高。

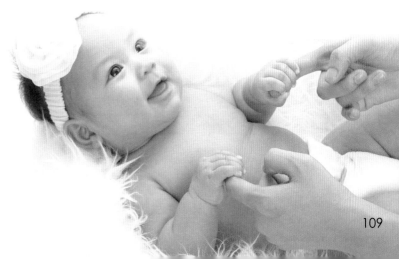

产后第6周

妈妈身体基本恢复正常

"大姨妈"来了，也不影响喂奶

"大姨妈"可致使乳汁量减少，但质量不变

"大姨妈"一般在产后6～8周恢复，也有在产后1年甚至更长时间恢复的。而"大姨妈"来了，并不影响喂奶。因为奶是气血生化而成的，上行是乳汁，下行是经血。而人的气血是有限的，当妈妈来"大姨妈"时，就会导致乳汁分泌暂时减少，过去了又会多起来，但来"大姨妈"这段时间的乳汁营养是没有改变的，所以不影响喂奶。

产后42天检查莫忽视

及时检查月子期间身体调养情况，纠正错误调养方式

妈妈在产后42天要进行检查，这样可以让医生准确了解自己的身体恢复情况。如果发现异常，可以及时治疗，防止留下后遗症。有些妈妈初为人母，忙得焦头烂额，抽不出时间做检查，这是不对的，因为拥有了健康的身体，才能更好地照顾宝宝。具体的检查项目依据各医院情况而定。

产后42天复查，若恢复良好可恢复性生活

注意避孕，以免身体受到损伤

这时子宫颈口基本恢复闭合状态，宫颈和盆腔、阴道的伤口也基本愈合。所以，原则上可以过性生活了。但由于妈妈经历了分娩的疼痛，加上满腹心思都在宝宝身上，会对性生活有一些抵触情绪。

产后性生活要注意节制，因为在月经恢复之前可能就有排卵了，所以要注意避孕，否则会伤害身体。

剖宫产妈妈 2 年内避免再怀孕

经过剖宫产后，新妈妈子宫切口在短时间内是难以愈合"牢固"的，过早再次怀孕可能会影响妈妈身体的恢复及胎儿的安全。因为胎儿的发育会使子宫不断增大、子宫壁变薄，手术刀口处的结缔组织缺乏弹力，不利于胎儿的安全。此外，剖宫产后容易留下瘢痕，新鲜的瘢痕在妊娠末期或分娩过程中很容易胀破，有造成腹腔大出血甚至威胁生命的危险。因此，剖宫产后生二胎最好选择在产后 2 年以后。

产后 6 周开启瘦身的黄金期

产后 6 周至半年是妈妈瘦身、恢复身材的黄金时期，因为这段时间妈妈的身体基本恢复到孕前状态，而且因为孕产而囤积的脂肪还不顽固，比较容易甩掉，所以要抓住这个瘦身黄金时机，轻松摆脱脂肪。

哺乳是减肥的最佳方式

虽然这个阶段妈妈可以通过加强运动和控制饮食来减肥，但是哺乳仍然是最佳的减肥方法。研究发现，哺乳期女性每制造 100 毫升的乳汁，需消耗 60~70 千卡的热量。哺乳期妈妈每天制造乳汁的同时也是在消耗热量。

高龄妈妈不可忽视产后瘦身

医学界认为生产时年满 35 岁的女性就属于高龄产妇。其实，女性过了 30 岁再怀孕，体重更容易增加，而且生理功能也处于下滑的趋势，新陈代谢速度变缓，很容易导致产后肥胖。如果错过恢复身材的最佳时期，产后瘦身将很困难，还可能患上糖尿病、高血压等慢性病。

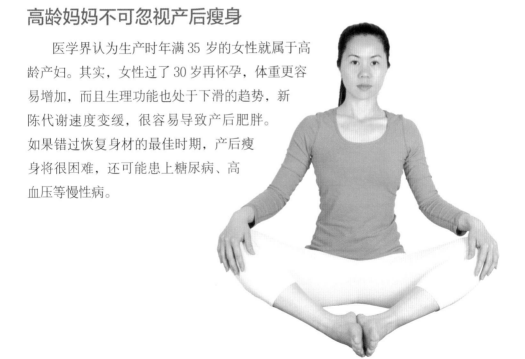

食谱推荐

妈妈一日菜单	
餐次	**搭配建议**
早餐（7：00~8：00）	全麦面包 2 片 + 蜂蜜土豆粥 1 碗 + 煮鸡蛋 1 个
加餐（10：00）	酸奶 1 杯 + 全麦饼干 2 块
午餐（12：00~12：30）	葱香糯米卷 1 个 + 麻酱西蓝花 1 盘 + 排骨豆腐虾皮汤 1 碗
加餐（15：30）	红枣莲子鸡汤 1 碗
晚餐（18：00~19：30）	什锦面 1 碗 + 白菜烧平菇 1 盘
加餐（21：00）	香草豆浆 1 杯 + 综合坚果碎 20 克

蜂蜜土豆粥

养护肠胃、防便秘

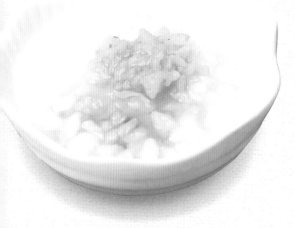

材料 土豆 200 克，大米 100 克。

调料 蜂蜜 10 克。

做法

❶ 土豆削皮，切碎；大米淘洗干净，浸泡 30 分钟。

❷ 锅置火上，放入土豆碎和大米煮至黏稠，关火凉至温热，加入蜂蜜，搅拌均匀即可。

功效 土豆含有大量的淀粉、B 族维生素、维生素 C、膳食纤维等，有很好的健脾养胃功效，与蜂蜜搭配，有助于维护肠胃健康、预防便秘。

白菜烧平菇

材料 平菇 200 克，白菜 150 克。

调料 姜末、盐各 3 克，生抽 2 克。

做法

❶ 白菜洗净，切片；平菇洗净，撕小条，焯烫后捞出沥水。

❷ 锅内倒油烧热，爆香姜末，倒入白菜和平菇翻炒，加盐、生抽炒熟即可。

功效 平菇具有防癌抗癌、增强体质的作用；白菜可清热利水、通利肠胃。二者搭配，有助于增强体质、排毒瘦身。

瘦身健体

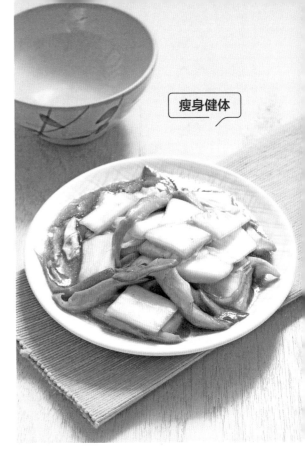

养颜、催乳

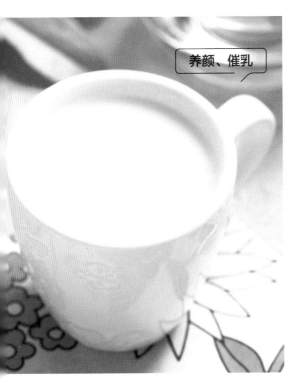

香草豆浆

材料 黄豆 60 克，香草 5 克。

调料 白糖 5 克。

做法

❶ 黄豆用清水浸泡 8 ~ 12 小时，洗净；香草洗净。

❷ 把上述食材一同倒入全自动豆浆机中，加水至上下水位线之间，按下"豆浆"键，煮至豆浆机提示豆浆做好，过滤后加白糖搅拌至化即可。

功效 黄豆含有的大豆异黄酮等可以延缓皮肤衰老、美容养颜，还有助于促进乳汁分泌。

宝宝好好准备做检查

宝宝检查前需要做哪些准备

产后 42 天，宝宝也要跟妈妈一起到医院做检查。新手爸妈可提前准备好在育儿护理中遇到的问题，在检查时向医生进行咨询。通过体检，医生会给宝宝做一个总体的评估，并给予一定的育儿指导。

和妈妈一起做检查

常规检查

· 测量身长：应该增长 4 ~ 6 厘米。

· 体重：应该增长 1500 克左右。

· 头围：应该增长 3~4 厘米。

· 心肺检查：听心跳、肺部呼吸声是否正常。

神经系统检测

1. 运动发育能力

竖头：拉住宝宝手臂让他坐直，观察其是否能够自己通过颈部的力量，将晃动的头部暂时竖直固定住。

趴抬头：让宝宝俯卧，看他是否能够依靠肩部和颈部的力量抬起头来。

2. 神经反射能力

行为反射的建立：检查宝宝是否能够集中注意力、是否能够注视人、是否能够对喜欢的物体追视。

有的宝宝总爱使劲用力抻

新生儿经常出现用劲抻的情况，这往往是因为新生儿生长发育期间骨骼肌肉生长较快，出现胳膊腿强制性伸直的情况，一般持续 1~2 秒钟，属正常情况。随着宝宝不断长大，这种情况会慢慢减少至消失。

听到声音会做出反应

宝宝的听力已经比较敏锐，能对声音做出反应。如果突然听到声音，宝宝就会伸直双腿；如果播放舒缓的音乐，宝宝会变得安静，会静静地听，还会把头转向放音乐的方向。

视觉相当敏锐了

此时，宝宝的视觉已经相当敏锐，本来模糊的视力逐渐能看清物体的轮廓，而且双眼能随着活动的物体移动。

爸爸掌握户外活动的禁忌

天气好时，陪妈妈、宝宝出门散步、晒太阳

一般来说，宝宝满月后，爸爸可以经常陪妈妈、宝宝出门散步、晒太阳，有助于促进宝宝体内维生素D的产生，帮助宝宝吸收钙质，促进骨骼发育。多晒太阳，也有助于防止妈妈出现产后骨质疏松。

刚开始时，出门几分钟或十几分钟即可，慢慢可加长至1~2小时。夏季，宜选择早晚阳光不是很强烈的时候出门，并注意不要让强光直射宝宝的眼睛；冬天，最好在中午气温较高的时候外出，天气较暖时，还可以让宝宝的头部、手部等皮肤曝露在外，接触阳光。

别让熟人随意亲吻宝宝

婴幼儿的抵抗力很低，免疫系统还有待完善，亲吻很容易将成人身上的病菌传染给宝宝。嘴对嘴的亲密接触更加危险，可能会把口腔里的病菌传给宝宝，使其染病。因此，父母在带宝宝外出之前，最好想好如何应对熟人亲吻宝宝。

宝宝戴脖圈游泳不可取

如今，专门提供婴幼儿游泳服务的机构越来越多，很多妈妈都喜欢带宝宝去。的确，游泳有助于促进婴幼儿感知觉的发展，水压、浮力、冲击会对宝宝的皮肤、骨骼产生轻柔的爱抚，促进宝宝各种感觉信息的传递，宝宝全身包括神经系统、内分泌系统、消化系统等都获得良性刺激，有助于提高睡眠质量和机体免疫力，并能带给宝宝快乐的情绪体验，对促进其身心健康大有好处。

但是，在宝宝全身骨骼没有发育成熟的时候，如果在水里戴着脖圈，易伤到宝宝的颈椎，而且有可能压迫气管和颈动脉窦，影响宝宝的呼吸、心率。因此，婴儿游泳的最好方式是由大人抱着、托着游泳。

宝宝被蚊虫叮咬了怎么办

叮咬后情况不同，处理方法也不同。

1 没有起包：用碱性皂液清洗叮咬处，可防止起包。

2 已经起包：可用毛巾包冰块敷在被咬处，或者把湿毛巾放在冰箱冷冻后敷在叮咬处，每2~3小时敷一次。还可以外用炉甘石洗剂止痒。

3 如果宝宝的皮肤已经被抓伤、破溃，就不要乱用药膏了，否则会加剧疼痛，也不利于破溃处的皮肤愈合。最好到医院就诊。

高龄新妈妈**的月子调补计划**

一般来讲，年龄在 35 岁以上第一次生育的产妇就属于高龄产妇了。随着二孩政策的放宽，生二孩的高龄妈妈也越来越多。女性过了 35 岁，身体各方面发生了很多变化，怀孕、生产、坐月子的每个环节都跟年轻女性有很大不同。

饮食原则

1 高龄产妇的饮食总体上也要以清淡可口、易于消化吸收为主，还要富含营养，并注意补充水分。

2 高龄产妇因为年龄较大，比年轻妈妈更加虚弱，应适当增加营养，但也不宜盲目进补，应以温补为主。

3 要补充适量的优质蛋白质，以促进伤口愈合，牛奶、鸡蛋、瘦肉等低脂动物蛋白和黄豆、豆腐等优质植物蛋白都要摄入。

4 高龄产妇容易遇到乳汁分泌不足的情况，因此饮食上要增加水分的补给，水分是分泌乳汁的必需物质，可多喝些牛奶、汤、粥等，还要多吃一些补气血的食物，弥补分娩时的出血，同时促进乳汁的分泌。

5 高龄产妇的整个身体代谢较年轻妈妈慢一些，因为要适当摄入富含膳食纤维的食物，如新鲜蔬果、燕麦等粗粮，以免发生便秘而造成伤口疼痛。

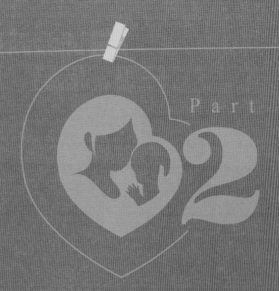

实现纯母乳喂养，
是给孩子最好的礼物

最适合新妈妈的
开奶、催奶、追奶时间轴

　　母乳喂养可以提高宝宝的免疫力，减少感染性疾病，降低过敏体质的概率，增强宝宝的心肺功能，促进亲子感情，同时还有助于新妈妈产后恢复，减少乳腺癌的发生风险，推迟更年期的到来等。正因为母乳喂养有诸多好处，所以很多人会盲目大补，以求有充足的母乳。其实只有掌握好开奶、催奶、追奶的时间，才能达到理想的下奶效果。

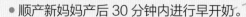

- 顺产新妈妈产后 30 分钟内进行早开奶。
- 剖宫产新妈妈需要排气后再进行开奶。
- 此阶段体内的雌激素下降，催乳素上升，这时疏通乳腺管开奶最好。

第0~3天
开奶

没开奶之前，忌喝下奶汤

　　如果新妈妈的乳腺管还没有彻底通畅，没有开奶之前就喝下奶汤，会导致短时间内分泌大量乳汁，造成乳腺管堵塞，出现乳房胀痛。所以没开奶之前，忌喝下奶汤。

第1天 / 吃点藕粉、粥等营养好、易消化的流质食物

多彩蔬菜羹
色彩诱人能促进食欲，还能提供丰富的维生素和矿物质。

小米粥
富含 B 族维生素，对于产后气血亏损、体质虚弱的新妈妈有很好的补益作用。

第2天 / 以半流质、软烂的食物为主，如烂面条和蛋汤

香菇胡萝卜面
加入了蔬菜的热汤面不仅容易消化吸收，还能够提供维生素、矿物质和膳食纤维。

第3天 / 继续以粥、蒸蛋等为主，不要大补

鲜虾蒸蛋
鸡蛋和虾仁均富含优质蛋白质，可为新妈妈补充营养，同时蒸鸡蛋口感软嫩、易消化吸收。

- 第4天，新妈妈开始正式分泌乳汁，有的会稍晚些，观察奶量，视情况进行催奶。
- 第7天，催奶要被提上日程了，乳汁分泌不好的新妈妈应该想办法催奶了。

第4天
~
第3个月
催奶

不要着急喝催奶汤

产后前3天新妈妈分泌的是初乳，量比较少，很多新妈妈因为担心宝宝吃不饱而开始大量喝催奶汤。但是催奶汤不宜喝得过早，否则会导致涨奶，容易引发乳腺炎。可以通过让宝宝多吮吸的方式来刺激泌乳，使奶量慢慢增加。

第4天 / 可以进食软嫩、易消化的食物

肉末蒸豆腐
选择口感嫩滑的豆腐，加入猪肉末、海米，可提供蛋白质、钙等营养，促进身体代谢。

第6天 / 可以进食软食或普通饮食

滑蛋牛肉粥
牛肉有补脾胃、益气血、强筋骨的作用；鸡蛋可促进体力恢复。滑蛋牛肉粥有助于改善新妈妈中气不足、气血两亏的症状。

第5天 / 可以吃水果，但不要吃凉的

香菇油菜
增强体力，促进恶露排出。

第7天 / 开始喝下奶汤水

木瓜鲫鱼汤
木瓜有通乳作用，鲫鱼富含蛋白质，可补产后体虚，催乳效果十分显著。

乳汁变少可追回，别急着喂配方奶

很多新妈妈在产后第4~6个月，发现乳汁不够宝宝吃了，此时就需要想办法追奶，让乳汁充沛起来。

茶树菇土鸡瓦罐汤
此汤的滋补效果好，可益气开胃、健脾止泻、补肾滋阴、抗衰老，十分适合消化能力弱的妈妈补养。

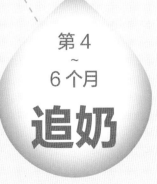
第4
~
6个月
追奶

母乳是给宝宝最珍贵的礼物

乳汁是如何分泌的

乳汁的分泌包括 3 个生理过程。

1. 乳汁的生成。女性分娩后，大脑颅底部的垂体前叶就开始分泌一种叫催乳素的激素，它可刺激乳腺合成脂肪、乳糖和蛋白质，生成乳汁。

2. 乳汁的分泌。乳腺细胞在催乳素的刺激下制造乳汁，并分泌到乳腺泡内。

3. 乳汁的溢出。宝宝的吸吮刺激使妈妈的脑垂体后叶释放催产素，催产素随血液到达乳房，刺激乳汁喷射。每次婴儿吸吮乳头时，信号经大脑转达到脑垂体。婴儿开始吸吮 30~90 秒后，乳腺管压力增高，使得乳汁溢出。

母乳是为宝宝量身打造的

母乳营养成分非常全面，含有丰富的蛋白质、维生素和矿物质等最天然的营养成分。不仅如此，母乳中的各营养成分也是在不断变化的，以适应宝宝不同时期的需要。可以说，每个妈妈的母乳都是为自己的宝宝量身打造的。

首先，母乳营养素比例最合理。例如，母乳中所含的乳蛋白和酪蛋白的比例最适合新生儿和早产儿的需要，可保证氨基酸完全代谢，不至于积累过多的苯丙氨酸和酪氨酸。

其次，母乳中的成分及比例还会随着宝宝的生长和需要而改变，与宝宝的成长同步变化，以适应宝宝不同时期的需要。例如，若宝宝某次所吃的乳汁中脂肪（脂肪是乳汁中含量浮动最大的成分）含量较低，所以很快又饿了。那么，宝宝接下来吃奶的次数变多，在频繁的哺乳下，乳汁的量虽一时不能增加，但其中的脂肪含量会上升，以此来保证宝宝获取充足的总脂肪含量。

母乳喂养能增进母子情感

母乳喂养可刺激母亲体内催产素的释放，催产素不仅刺激子宫收缩和乳汁分泌，还促进母性行为的发生和母子间亲密关系的形成，是强化母婴情感的重要纽带。

同时，母乳喂养中，妈妈的拥抱与抚触可以让宝宝听到他在子宫内熟悉的母亲的心跳声，感受与母亲的肌肤之亲，闻着母亲身上散发的体味，使宝宝感受到更多的母爱，也非常有助于稳定宝宝的情绪、增加宝宝的安全感，并促进其身心的健康发育，有利于宝宝成年后建立良好的人际关系。

研究显示，无论哪个年龄段的宝宝，最让他们感到安慰的事就是被妈妈紧紧抱着，依偎在妈妈怀里。

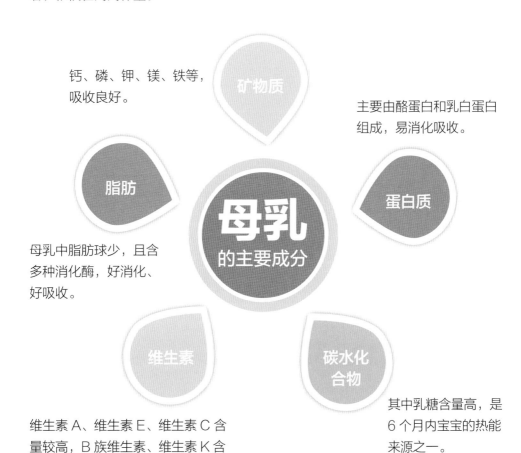

钙、磷、钾、镁、铁等，吸收良好。

矿物质

主要由酪蛋白和乳白蛋白组成，易消化吸收。

蛋白质

脂肪

母乳中脂肪球少，且含多种消化酶，好消化、好吸收。

母乳 的主要成分

维生素

维生素 A、维生素 E、维生素 C 含量较高，B 族维生素、维生素 K 含量较少，但能满足宝宝需求。

碳水化合物

其中乳糖含量高，是6 个月内宝宝的热能来源之一。

母乳更易消化吸收

相比牛奶、奶粉等其他动物的乳汁或乳产品，母乳更易被宝宝消化吸收，这是因为母乳中含有能够帮助消化的酶，而且所含蛋白质比例合理、脂肪易被分解吸收。

尽管母乳中的蛋白质含量要低于牛奶，但能充分被宝宝吸收利用；相反，牛奶中约有一半的蛋白质是无法被吸收利用的，最终只能被当成废物排出体外。

另外，母乳喂养的宝宝对铁和锌也吸收得更好。

母乳喂养能让宝宝的小脑瓜更聪明

母乳在促进宝宝的脑细胞和智力发育上也起着非常重要的作用。

母乳中含有 50% 的脂肪，不仅满足了宝宝脑部发育的需要，其中脂肪球较小，更易于被宝宝吸收，且含有能促进脑部发育的 DHA 和 EPA，同时还能促进宝宝体内酶的合成，以调节宝宝身体的发育。

母乳中牛磺酸含量高，在脑神经细胞发育过程中起着重要作用，非常有利于宝宝的大脑发育，促进智力开发。

母乳能给宝宝超乎想象的抵抗力

母乳对于宝宝来说，还有一个非常重要的作用，那就是能提高宝宝的抵抗力。

母乳尤其是初乳，含有大量的免疫物质和抗体，对一些感染性疾病可获得先天性的免疫力，从而显著增强宝宝的抗病能力。例如：初乳和过渡乳中含有丰富的分泌型免疫球蛋白 A，能增强新生儿呼吸道的抵抗力；母乳中溶菌酶高、巨噬细胞多，可以直接杀灭新生儿肠道内的有害菌，减少宝宝患肠道感染的可能。

此外，母乳中的乳糖有助于乳酸杆菌、双歧杆菌生长，丰富的乳铁蛋白能够有效地抑制大肠杆菌的生长和活性，保护肠黏膜，使黏膜免受细菌侵犯，增强胃肠道的抵抗力。吃母乳的宝宝，成年后患心血管疾病、糖尿病、湿疹和哮喘的概率也要低得多。

这么做，奶水多、质量好

及早开奶，宝宝是最好的"开奶师"

母亲第一次给宝宝喂奶叫"开奶"，一般建议产后半小时内就要开始哺喂宝宝，让宝宝早接触乳头、早吸吮，这是保证母乳喂养的第一步。早开奶不仅有利于母子健康，同时也有利于乳汁的分泌。

一般来说，早期母乳的有无及泌乳量的多少，在很大程度上与哺乳开始的时间及泌乳反射建立的迟早有关。可以说，喂奶越早越勤，乳汁分泌得越多。

勤让宝宝吃，及时排空，奶水会越来越多

妈妈可以让宝宝想吃就吃，多吸吮乳头，既可使乳汁及时排空，又能通过频繁的吸吮刺激妈妈分泌更多的催乳素，使奶量不断增多。一般，即便开始奶水不多，只要让宝宝多吸，加上妈妈保持愉快的心情、充足的睡眠、均衡的营养，奶水都会多起来的。

开奶时没有奶水怎么办

大多数妈妈只要产后及早开奶，注意饮食均衡，都能顺利喂奶。但如果出现以下情况，不妨采取特殊措施。

1 有的妈妈产后没奶。建议即使没奶也要让宝宝吸，让宝宝第一时间接触妈妈温暖的乳房，而不是冰冷的奶嘴，有利于建立宝宝的安全感。如果宝宝吸了也没奶，可以及时求助医生，医生会给予合理的建议，或者请专业的开奶人员进行按摩催乳。

2 无法实现母婴同室，比如宝宝出生后因为某些特殊原因需要特殊护理而不能在妈妈身边。即使这样，妈妈也要做开奶工作，可以借助吸奶器将奶吸出，这样做有助于及早建立妈妈的泌乳反射，以保证后期母乳喂养顺利进行。

每天喝足够的水，喂奶前也最好先喝点水

哺乳妈妈喂奶期间常会感到口渴，这是正常现象。建议妈妈在喂奶期间要注意适度补充水分，或是多喝豆浆、牛奶、原味蔬菜汤等汤水，这样不仅有助于乳汁充足，同时还会让乳汁更有营养。

妈妈心情好，宝宝吃得好

母乳是否充足与妈妈的心理因素及情绪、情感等关系极为密切，好心情可以促进乳汁的分泌，过度的不良精神刺激则易导致乳汁分泌出现异常。

所以，妈妈要尽量保持不焦不躁的好心情，以平和、愉快的心态面对生活中的一切，这样利于乳汁的分泌，对宝宝的情绪培养也有正面作用。

坚定决心，每个妈妈都可能是"奶牛"

妈妈对自己能够胜任母乳喂养的自信心是母乳喂养成功的基本保证。不要因为自己的乳房过小就否定自己母乳喂养的可能，因为无论乳房的形状、大小如何，都能分泌营养丰富的乳汁来满足自己宝宝的需求。

奶水多，储存起来

有的妈妈奶水非常多，宝宝吃不完，容易出现涨奶的情况，涨奶的时候需要通过适度的按摩或把多余的乳汁吸出来缓解，以免引起乳腺管堵塞而引发乳腺炎。

吸出来的奶水应放在储奶袋里，排尽空气，密封冷藏。

冷藏室	冷冻室
如果 12 小时内喂给宝宝，可放入冷藏室。冷藏室不同位置的储存时间也是不一样的，具体情况见下表。	如果近期不食用，可以放冷冻室保存。冷冻室不同位置、不同温度下储存时间也是不一样的，具体情况见下表。

场所	温度（℃）	时间
冰箱冷藏室（经常开关冰箱门或靠近门的位置）	4	24 小时
冰箱冷藏室（靠里位置，不常打开门的情况）	4	48 小时
冰箱冷冻室（经常打开门）	−15 ~ −5	3 ~ 6 个月
冰箱冷冻室（不经常打开门）	−20	6 ~ 12 个月
室温	25	4 小时
携带式冰盒	15	24 小时

母乳储存别大意

注意母乳抽吸、保存的过程要清洁

冷冻母乳时，不要将容器盛满，乳汁占容器的 3/4 即可，以防冷冻后乳汁膨胀致使容器破裂。在每个容器外面写上挤奶时间和分量，方便以后喂食宝宝。

正确解冻、加热母乳

解冻

方法一：将冷冻的母乳放在冷藏室里，等待母乳慢慢变成液体。

方法二：直接将储奶袋（瓶）放在温水中，隔水缓慢解冻。

加热

方法一：将解冻后的母乳倒入温奶器快速加热，一般不会破坏母乳营养成分。

方法二：将储奶袋放在装有 60℃ 左右温水的容器中隔水加热。

1. 如果储存奶出现分层现象，可以轻轻旋转容器，使不同成分混合，但不要剧烈摇动。

2. 温热冷冻母乳的过程不宜过快，否则会出现层析和腥味。

3. 注意整个母乳复温过程要清洁。

4. 冷冻过的母乳只能解冻一次，不能反复冷冻，所以储奶量最好在 150 毫升左右，宝宝一次能吃完。

什么是奶阵，如何刺激奶阵

什么是奶阵

奶阵是指女性在哺乳期，突然感到乳房隐约膨胀而伴有轻微胀痛，随之乳汁呈喷射状或快速滴水状流出。形象地说就是，当宝宝吸奶或妈妈挤奶时，乳房有像轻微触电似的酥麻感，就说明奶阵来了，奶水充盈，即使原本已经吸得差不多的奶汁也会突然变多，且乳房摸起来会比之前硬。

喂奶的时候适时制造奶阵

刺激奶阵其实就是刺激乳头。一般来说，宝宝在吸吮乳头时就已经刺激了乳头，不需要特别刺激。但有些宝宝吸吮能力较弱，妈妈奶水较少，就需要人为地刺激奶阵。具体方法如下：

1 洗净双手，全身放松，深呼吸，慢慢吐气。

2 双手张开，拇指放在乳房上方，其余四指呈 C 状放在乳房下方，左右旋转乳头，且不时以食指触碰乳头最前端敏感处，闭上眼睛，想象宝宝正在吸吮着。

3 当感觉乳房突然有微微酥麻感，就表示奶阵来了。如果奶阵来了导致奶流过急，妈妈可用食指和中指一起夹住乳晕上下部位，能减缓流速，避免宝宝呛咳。

经常按摩乳房，促进泌乳

新妈妈需要格外注意乳房的护理，平时可以经常对乳房做一做按摩，以加速乳房的血液循环，促进乳汁分泌，还能防止乳房下垂、外扩。

按摩方法很简单：双手手掌交互托住乳房下方，轻轻上提，再托住乳房外侧往内推即可。按摩之前，新妈妈最好用热毛巾对整个乳房热敷几分钟，有硬块的地方要多敷一会儿，然后进行按摩。

给非哺乳妈妈的回奶餐

有些新妈妈由于自身的疾病原因或其他原因，不能母乳喂养或中途要中止母乳喂养，这种情况就需要及时回奶。

不过，盲目不科学的回奶容易导致乳房胀痛、生结节，还会引起乳房下垂、变形等问题。因此，新妈妈可以通过进食一些有回奶功效的食材来达到回乳的目的，这样更安全有效。

回奶期的饮食要求

需要注意的是，回奶期间，新妈妈一定要忌食花生、猪脚、鲫鱼等蛋白质含量高的可促进乳汁分泌的食物，同时少喝汤水，等彻底回奶以后再恢复正常的饮食。

以下食物有回奶功效：

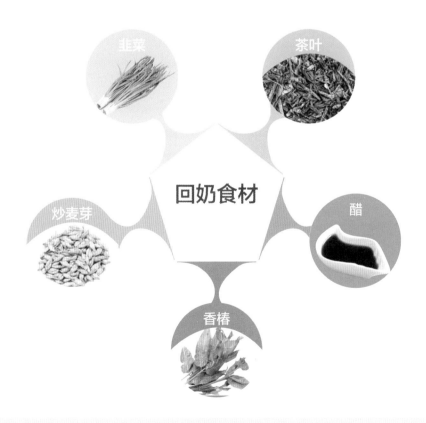

韭菜　茶叶　回奶食材　炒麦芽　醋　香椿

改善食谱推荐

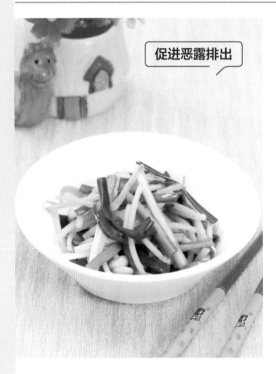

促进恶露排出

韭菜炒绿豆芽

材料 绿豆芽 300 克，韭菜 60 克。

调料 盐 3 克，醋 5 克。

做法

❶ 绿豆芽掐头尾，放水中浸泡一会儿，捞出沥干；韭菜择洗干净，切成 5 厘米左右的长段。

❷ 炒锅倒油烧热，放入绿豆芽翻炒一会儿，倒入醋、盐、韭菜快炒至熟即可。

营养小提示 韭菜含有大量的膳食纤维，吃多了会导致轻微的腹泻，因此进食韭菜不可过量。

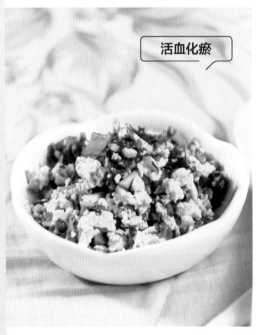

活血化瘀

香椿拌豆腐

材料 豆腐 200 克、香椿 100 克。

调料 盐、香油各适量。

做法

❶ 豆腐洗净，放入沸水中焯烫，捞出，凉凉，切小块，装盘；香椿洗净，放入沸水中焯一下，捞出过凉后切碎，放入豆腐中。

❷ 在香椿、豆腐中加入盐、香油拌匀即可。

营养小提示 香椿营养丰富，同时也含有少量亚硝酸盐，因此一定要先在沸水里焯烫一下再烹饪食用，以免对健康不利。

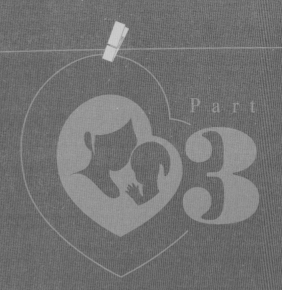

孩子怎么带，
吃得香、睡得好、少生病

喂养中常见的问题

无论任何时间、地点，要让宝宝想吃就吃，即按需喂养，这是最省力、最符合宝宝生理需要、最理想的哺乳方式和供需方式，不要拘泥于时间。而且宝宝的个体差异比较大，如果硬性规定喂奶时间和次数，可能无法满足宝宝的正常生长发育。按需喂养，还能促进乳汁的分泌，对于保证母乳的充足有很大益处。

宝宝总是吃吃停停怎么办

妈妈奶量充足但流速慢，宝宝吃吃睡睡、睡睡吃吃。喂哺时要用手轻挤乳房，帮助乳汁分泌，宝宝吸吮就不大费力气了。两侧乳房轮流哺乳，每次15~20分钟。妈妈也可轻声说话、唱歌、挥动宝宝的手臂，叫醒再喂。

如果奶量不足或喷乳反射弱，总是吸空乳头或吸吮很费力，宝宝吃累了就会休息甚至睡着。如果确实因为妈妈奶少，宝宝吃不饱，就需要额外补充配方奶，否则会影响宝宝正常生长。如果喂完奶还不到1小时，宝宝就饿醒了，而这时妈妈依然没有奶水，就可以临时喂一次配方奶。要注意，配方奶的温度应与母乳尽量一致，奶嘴的柔软度也应与母亲的乳头相似，使宝宝难以辨别，否则他可能会拒绝吸吮。

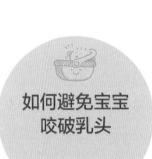

如何避免宝宝咬破乳头

宝宝咬破妈妈的乳头，不是宝宝"心狠"，而是妈妈喂哺方法不对。妈妈没有让宝宝完全含住乳头和大部分乳晕，而只是浅浅地"叼着"乳头，为了吃到奶，宝宝就试图用牙床咬住乳头，久而久之，妈妈的乳头就会被磨破。妈妈在喂奶时，因为乳头疼痛而本能地往后躲，宝宝含的乳头就更少，不得不用牙床紧紧咬住乳头、牵拉乳头，从而再次损伤乳头，形成恶性循环。

当宝宝咬乳头时，妈妈可以捏住宝宝的鼻孔，宝宝不能呼吸了，就会松开乳头，以腾出嘴来呼吸；也可以用手按压宝宝的下颌，使宝宝松开小嘴。

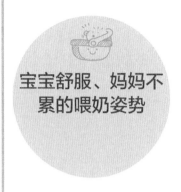

宝宝舒服、妈妈不累的喂奶姿势

正确的喂奶姿势是：胸贴胸、腹贴腹、下颌贴乳房。

妈妈一只手托住宝宝的臀部，另一只手肘部托住宝宝的头颈部，宝宝的上身躺在妈妈的前臂上，宝宝的头顶部朝向妈妈侧前方，妈妈和宝宝的视线近乎相视，下颌贴住乳房下部，鼻子朝向乳房上部，这是宝宝吃奶最舒服的姿势。

有的妈妈恰恰相反，宝宝越是含不住乳头，妈妈越是把宝宝的头部往乳房上靠，结果宝宝鼻子被堵住，不能出气，就无法吃奶。一定要让宝宝仰着头吃奶（即下颌贴乳房，前额和鼻部远离乳房），这样宝宝食管伸直了，不但容易吸吮，也有利于呼吸，还有利于宝宝颌骨发育，避免出现"兜齿"。

母乳太冲怎么办

奶少很容易被发现，而乳汁太冲则容易被忽略。妈妈奶水很好，宝宝也没有什么不适，大小便都正常，生长发育也正常。可每当给宝宝喂奶，宝宝就会打挺、哭闹、刚把奶头衔入口中就很快吐出来，甚至拒绝吃奶。奶水太冲时，宝宝吸吮时吞咽很急，一口接不上一口，就很容易呛奶。

此时可采取剪刀式喂哺。妈妈一手的食指和中指呈剪刀样夹住乳房，让乳汁缓慢流出，有效解决奶冲问题。此外，乳房过大的新妈妈用这种方法喂奶，可避免堵住宝宝的鼻孔。正常情况下，不推荐用剪刀式，而应呈"C"形托住乳房。

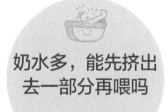

奶水多，能先挤出去一部分再喂吗

这种做法不可取。因为挤出去的前奶含有丰富的蛋白质和免疫物质等营养成分，而后奶的脂肪奶量较多。若每次挤出前奶的话，宝宝就多吃了脂肪，少吃了蛋白质等营养成分，会造成营养不均衡。

此外，当妈妈感觉奶阵来了，可以暂时让宝宝离开乳头，妈妈用纸巾或毛巾按住乳头，然后再让宝宝继续吃奶。

母乳喂养的细节

能把母乳吸出来喂吗

不在万不得已的情况下，不要选择这样的喂养方式。因为母乳喂养不仅仅是为了宝宝能够吃到母乳，宝宝吸吮妈妈的乳头还有不少的好处：

1 有利于刺激催乳素的分泌，使乳汁分泌更多，更容易吸出来。妈妈体会一下，用吸奶器吸奶很难出现喷乳反射，而宝宝吸吮时则非常容易出现。

2 宝宝直接吸吮有利于妈妈子宫收缩和复原，利于妈妈盆腔健康，减少患乳腺增生、乳腺癌、卵巢癌的风险。亲喂（妈妈直接喂宝宝）也更卫生，温度更适宜，省时省力。

3 宝宝直接吸吮妈妈乳房，是最能增进母子感情的事情了。当宝宝嗷嗷待哺的时候，他眼里只有妈妈的身影，妈妈温柔的触碰、熟悉的气息，让宝宝知道妈妈的爱，他会有满满的安全感。

当母乳喂养遇到挑战时（如宝宝哭闹太厉害、妈妈乳头内陷无法成功亲喂、妈妈乳头皲裂严重等），可以暂时把奶挤出来用奶瓶喂。

纯母乳喂养的宝宝需要喂水吗

联合国儿童基金会提出的"母乳喂养新观点"认为，一般情况下，母乳喂养的宝宝在6个月内除母乳外不必添加任何食物，包括水。

母乳的主要成分是水，尤其是前奶中所含的水分更多，而且含有宝宝从出生到6个月内所需要的蛋白质、脂肪、乳糖、维生素、铁、钙、磷等全部营养物质，对于宝宝来说，母乳不仅是粮食，还是饮料和药物，能满足宝宝生长发育和新陈代谢的全部需要，因此不需要额外喂水。

"不得不"的混合喂养

混合喂养容易造成新生儿消化功能紊乱，除非万不得已，应尽量避免混合喂养。

哪些情况下混合喂养是首选

混合喂养是在确定母乳分泌不足或因其他原因不能完全母乳喂养的情况下，用其他乳类或代乳品来补充喂养婴儿的方式。

混合喂养虽然不如母乳喂养好，但与全人工喂养相比，在一定程度上能保证母亲的乳房经常受到宝宝吸吮的刺激，从而维持乳汁的正常分泌，宝宝每天能吃到2~3次母乳，对其健康大有裨益。混合喂养每次补充其他乳类的数量应根据母乳量的多少来定，补够母乳不足的量。

防止人为造成混合喂养

随着宝宝长大，他的吸吮能力增强，吸吮速度加快，吸吮一下所吸入的奶量也在增加，因此，吃奶的时间缩短了，妈妈不能因此就认为奶少了、不够宝宝吃了。

如果妈妈随意为宝宝添加配方奶，橡皮奶嘴吸吮省力、配方奶比母乳甜，这些都可能会让宝宝喜欢上配方奶而不再喜欢母乳。母乳是越吸吮刺激奶量越多，如果每次都有吸不净的奶，就会使乳汁的分泌量逐渐减少，最终导致母乳不足，人为造成混合喂养。

混合喂养条件下如何保持母乳分泌

如何在混合喂养的条件下保持母乳分泌的量呢？首先推荐尽量采用"补授法"，即先喂母乳，然后再补充其他乳品，特别是夜里更要坚持先喂母乳；保证让宝宝每天吸吮乳房8次以上，每次尽量吸空乳房。此外，妈妈要尽可能多地与宝宝在一起，经常搂抱宝宝。当乳汁分泌增加时，要及时减少配方奶的喂养量和次数。妈妈上班后可以采用"代授法"，即一次喂母乳，一次喂配方奶，但在上班期间，最好坚持定时吸奶，以确保母乳的正常分泌。

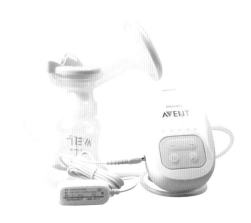

混合喂养的最佳方法

1 母乳喂养次数均匀分开，不要很长一段时间都不喂母乳。混合喂养要充分利用有限的母乳，尽量多喂母乳。母乳越吸越多，如果因母乳不足而减少母乳喂养次数，会使母乳越来越少。

2 夜间喂奶，最好母乳喂哺。夜间休息，妈妈泌乳量相对较多，宝宝需要的奶量较少，容易满足宝宝需求。不过，如果母乳量太少，宝宝吃不饱，就会缩短吃奶间隔，影响母子休息，这时就要以配方奶为主了。

3 距离上次喂奶时间在 1 小时以上，不要考虑自己是否有奶，一定要喂母乳，如果宝宝哭闹着将乳头吐出来，就不要再强喂了。但也不要立即喂配方奶，因为这样宝宝就会认为：母乳吃着费劲儿时，只要拒绝吸吮，就可以吃到"不费劲儿"的配方奶。几次之后，即使有母乳了，宝宝也不肯吃了。

如何更换不同品牌的配方奶粉

1 普通配方奶不同品牌间的更换。每种配方奶的配方都有所差异，应采取混合更换方式。即先将少量新奶粉加入旧奶粉中，根据宝宝接受情况逐渐增加新奶粉所占比例，至少 3 天更换完成。

2 普通配方奶换成特殊配方奶。采用混合更换方式，因特殊配方奶味道较差，可 2 周内更换完成。

3 急性腹泻期间，由于小肠黏膜上的乳糖酶易受损，可将普通配方奶换成无乳糖配方奶。这种转换应该迅速，可以即刻全部换成无乳糖配方奶，以利于控制腹泻。待腹泻好转后，继续使用无糖配方奶一周时间，再逐渐换成普通配方奶。

宝宝拒绝人工奶头怎么办

混合喂养的宝宝更容易出现乳头错觉，多数情况下，会在出生 2 ~ 3 个月后明显拒绝人工奶头。

可以尝试用吸管解决"乳头倒错"。把一根细的胶管插入装有配方奶的瓶中，待宝宝吸吮妈妈乳头一会儿，妈妈感觉乳汁少了的时候，把胶管另一端沿着宝宝的嘴角送入宝宝口中。如果看到瓶中的奶液流过吸管，则宝宝已经吸到瓶中的奶了，此时，宝宝会认为吃的仍然是妈妈的奶。

如何冲调奶粉

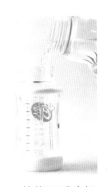 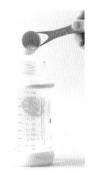 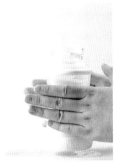 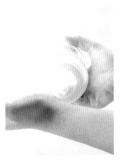

1 将烧开后冷却至 50℃ 左右的水倒入消过毒的奶瓶。

2 使用奶粉桶里专用的小勺，根据标示的奶粉量舀起奶粉（平勺）。

3 将奶粉放入奶瓶，双手轻轻转动奶瓶，使奶粉充分溶解。

4 将冲好的奶粉滴几滴在手腕内侧或手背，测试奶温温热即可。

奶粉冲太浓，真的好吗

有些家长在给宝宝冲奶粉时，总是有意无意地多加点奶粉，认为这样宝宝营养摄入更多，还顶饱，晚上睡得更好。殊不知，奶粉冲太浓对宝宝的危害是非常大的。

奶粉冲太浓会影响消化

奶粉冲调的适宜浓度，取决于配方奶中各种营养成分的比例和宝宝生长阶段的消化能力，是有一定科学依据的。如果奶粉冲得太浓，会引起宝宝消化不良、排便困难，也会增加患消化道疾病的风险。

奶粉冲太浓会影响肝肾功能

奶粉冲太浓，宝宝摄入水分减少，容易引起便秘。而摄入过量的蛋白质、脂肪和矿物质，需要通过肝脏和肾脏代谢排出体外，势必会增加肝肾负担。如果超过了肝肾的代谢负荷，就会堆积在血液中，引起氮质血症、高钠血症等问题，严重影响宝宝的健康。

配方奶喂奶时间与要求

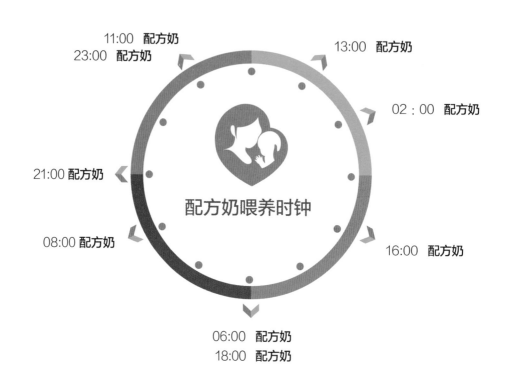

11:00 配方奶
23:00 配方奶

13:00 配方奶

02：00 配方奶

21:00 配方奶

配方奶喂养时钟

16:00 配方奶

08:00 配方奶

06:00 配方奶
18:00 配方奶

灵活把握喂配方奶的时间

有的宝宝胃口比较大，一顿能吃比较多的配方奶，吃奶间隔时间比较长，平均3小时一次，每天7~8次。有的宝宝胃口比较小，一次吃奶量小，吃奶间隔时间比较短，平均2小时一次，每天10次以上。

有的宝宝吃得多，饿得快。有的宝宝吃得少，似乎也不饿，很少会主动吃奶。每个宝宝都有自己的特性，妈妈在喂养中应灵活掌握，如果还没到喂奶时间，宝宝就哭着要奶吃，应及时喂给宝宝，不必刻意等待标准时间；如果到了喂奶时间，宝宝熟睡未醒，也不必把宝宝叫醒喂奶，除非长时间（＞6小时）不醒来吃奶。

配方奶的冲调顺序

按照日常习惯，大多数人都会将粉末状的冲剂倒入杯子或碗中，然后用水冲。但是冲奶粉不能这样做，正确的冲调顺序是：先量温水，按照冲调比例倒入相应量的奶粉。

每款奶粉的冲调比例都是特定的，如果先加奶粉后加水，加到原定刻度，奶就冲浓了；而先加水后加奶粉，会涨出一些，但浓度适宜。

冲配方奶时不要加糖

许多父母认为宝宝喝奶粉容易上火，总是加一些糖"败火"，这种做法是不对的。按照配方奶的成分，冲调时并不需要另外加糖。如果加糖过多，会导致营养搭配不合理，造成婴儿体内高糖，容易导致婴儿肥胖。

配方奶喂养的宝宝需要额外补水吗

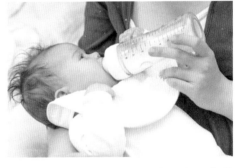

婴幼儿接受的液体食物偏多，年龄越小越是以液体食物为主。在未添加辅食前，如果配方粉调配合理且进食正常，不需要额外补水。

家长不用把注意力放在孩子具体的喝水量上，可以通过观察孩子的尿量和颜色，来判断孩子是否该补水了。

只要进食量正常，没有额外丢失水分，比如大汗、腹泻、呕吐等，也没有进食维生素等药物，不是晨尿，其他时段尿液淡黄或无色，就说明宝宝体内水分充足，不用刻意额外补水。不论何种喂养方式，是否给孩子喂水，要依具体情况而定。

此外，是否补水也与进食量、天气、温度、疾病等有关，在气候干燥、气温高、出汗多、发热等情形下，要注意给宝宝补水，但最好事先咨询医生。

2018 年配方奶大变革
——把握重点放心购

2018 年 1 月 1 日之后生产的国产或正规进口奶粉都是注册过的，如无备案，不能生产（据 2016 年 10 月 1 日正式实施的《婴幼儿配方乳粉产品配方注册管理办法》要求）。新日期的奶粉将有以下变化：

4 段奶粉"被辞退"

每个企业原则上不得有超过 3 个配方系列 9 种产品配方，每个配方系列包括婴儿配方乳粉（0~6 月龄，1 段）、较大婴儿配方乳粉（6~12 月龄，2 段）、幼儿配方乳粉（12~36 月龄，3 段）。

所以，自 2018 年 1 月 1 日起，4 段奶粉将不被允许继续生产。

奶粉名称"返璞归真"

《管理办法》规定，奶粉名称不能出现以下情况：

1. 虚假、夸大、违反科学原则或者绝对化的词语，如"金装""超级""升级"等。

2. 涉及预防、治疗、保健功能的词语，如"益眠""强体"等。

3. 明示或暗示具有益智、增加抵抗力或者免疫力、保护肠道等功能性表述，如"益智""益生菌"等。

4. 庸俗或者带有封建迷信色彩的词语，如"贵族"等。

5. 人体组织器官等词语，如"心护"等。

6. 其他误导消费者的词语，如使用谐音字或形似字等造成消费者误解的，如"亲体""母爱""仿生"等。

所以，如果你看到了某品牌奶粉的名称变更了，不用惊讶，比如"金装XXX"，突然没"金装"了，或者"超级XX"，突然变成"超启XX"，都是正常的。

罗列植物油成分

在注册制度实施之前生产的奶粉，并没有将植物油成分全部写在配料表中的要求，所以妈妈很难知道奶粉里到底是否添加了棕榈油。现在不用再猜测了，在新日期奶粉的配料表中，对植物油成分有详细的罗列，比如，植物油（棕榈油、菜籽油、棕榈仁油、葵花子油）。

羊奶粉的乳清蛋白不再有"面纱"

如果给宝宝买羊奶粉，一定要看清奶粉是不是所有动物性原料都来自于羊。注册前，羊奶粉的动物性来源并没有要求全部是羊，所以会看到一些羊奶粉的乳清蛋白并没有标注其动物属性。这样就没法判断到底是来自羊奶还是牛奶。

而注册后，产品名称中标明是羊奶粉的，生乳和乳粉应该全部来自羊。生乳或乳粉有两种以上动物性来源的，不应标注为羊奶粉。

奶源须如实标明

声称"生乳""原料乳粉"等原料来源的，应当如实标明具体来源地或者来源国，不得使用"进口奶源""源自国外牧场""生态牧场""进口原料"等模糊信息。

功效宣传、标签和说明书不得矫饰

功效宣传、标签和说明书不得含有造作夸饰的内容，比如：

1.涉及疾病预防、治疗功能。

2.明示或者暗示具有保健作用。

3.明示或者暗示具有益智、增加抵抗力或者免疫力、保护肠道等功能性表述。

4.对于按照食品安全标准不应该在产品配方中含有或者使用的物质，以"不添加""不含有""零添加"等字样强调未使用或者不含有。

5.虚假、夸大、违反科学原则或者绝对化的内容。

6.与产品配方注册的内容不一致的声称。

需要提醒的是，在过渡期间，对于2018年1月1日前生产的奶粉，仍可继续销售至保质期结束。

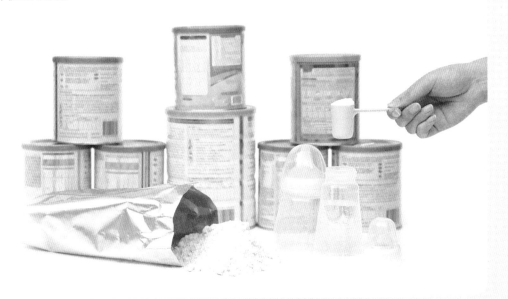

脐部发红要小心

脐带什么时候开始脱落

脐带是胎儿连接母体的通道，胎儿在子宫里通过脐带从母体获得营养。宝宝出生后，脐带就完成了它的使命。宝宝脐带脱落的时间会有差异，一般3~7天干燥后慢慢变为深色、变硬，然后自然脱落，有的宝宝可能会在2周或更长时间脐带才脱落。

脐带脱落前要小心护理

1 每天清洁肚脐部位。重点清洁白色的脐带根部，宝宝的肚脐处痛感不敏感，妈妈可以放心清洁。

2 清洁完毕，要用干净的毛巾将肚脐处的水分擦干。

3 用棉签蘸75%的酒精消毒，一只手轻轻提起脐带的顶端，另一只手用酒精棉签仔细清洁脐带根部，然后用干棉签擦干水分。一般每天消毒1~2次即可，这样可以保持脐部干燥，加快愈合速度。

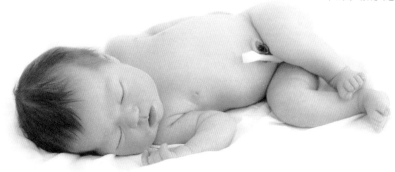

4 每次换尿布或纸尿裤时，需要检查脐部是否干燥。如发现脐部潮湿，就用75%的酒精再次擦拭。脐带脱落后，也可按此方法护理。

5 宝宝的脐带根部不能用面霜、乳液及油类涂抹，以免脐带不易干燥，甚至导致感染。

别让脐部受到摩擦

尚未脱落的脐带残端会越来越干、越来越硬，如果经常被触碰、受到摩擦，容易导致脐带根部出血。所以，家长要避免衣服、纸尿裤或尿布蹭到宝宝的脐部。如用纸尿裤，应选择柔软的纸尿裤，而且要将纸尿裤的上端往下翻一点。消毒脐带时，不能太用力，避免擦伤。

脐周发红是怎么回事

脐带残端一经脱落，肚脐就形成了。在脐带残端脱落的过程中，肚脐周围常常会轻微发红，这是脐带残端脱落过程中的正常现象，不用担心。但是，如果肚脐和周围皮肤变得很红，而且用手摸起来感觉皮肤发热，那很可能是脐部出现了感染，要及时带宝宝去看医生。

脐带分泌物的处理

愈合中的脐带残端经常会渗出清亮或淡黄色黏稠的液体，这属于正常现象。脐带自然脱落后，脐窝会有些潮湿，并有少许米汤样液体渗出，这是由于脐带脱落的表面还没有完全长好，肉芽组织里的液体渗出所致，用75%的酒精轻轻擦干净即可。一般每天1~2次即可，2~3天后脐窝就会干燥。如果脐部的渗出液是脓液或有恶臭味，则可能出现了感染，要带宝宝去医院。

为什么会发生脐炎

父母对宝宝身体清洁不到位，或因宝宝出汗较多等原因导致细菌感染了脐端，从而引起新生儿脐炎。或是在出生时剪脐带时被感染，从而导致脐炎。脐炎会直接影响宝宝的健康成长，严重者甚至造成腹腔内膜发炎，细菌可能进入血液，引发败血症，非常危险。

新生儿发生脐炎时怎么护理

1 如果室内温度较高，且阳光可照到室内，可将宝宝的脐部曝露在阳光下晾晒，每天1次，每次10分钟。

2 局部用灯光照射10分钟（要注意防止烫伤），有利于脐部的愈合。

3 如有脓性分泌物，并带有臭味，应遵医嘱服用药物。

哪些脐带问题需要就医

脐肉芽红肿： 脐痂脱落后，脐带的根部出现一些肉芽组织，并伴有少量透明黏液。

脐疝： 主要表现为脐带部位出现一个球形或半球形的肿块，宝宝大哭时增大，需及早治疗。

囟门碰不得吗

认识囟门

刚出生的宝宝头顶有两块没有骨头的"天窗"，医学上称为"囟门"。前囟门一般会在宝宝 1~1.5 岁时闭合。而后囟门是顶骨和枕骨形成的较狭小的"人"字形间隙，会在宝宝 6~8 周闭合。

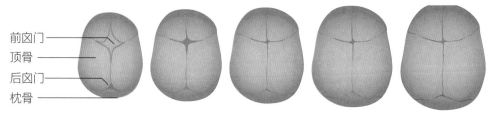

前囟门 ——
顶骨 ——
后囟门 ——
枕骨 ——

囟门闭合的过程

囟门的异常状况与健康

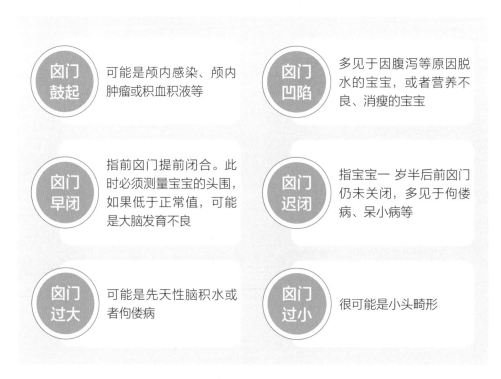

囟门鼓起　可能是颅内感染、颅内肿瘤或积血积液等

囟门凹陷　多见于因腹泻等原因脱水的宝宝，或者营养不良、消瘦的宝宝

囟门早闭　指前囟门提前闭合。此时必须测量宝宝的头围，如果低于正常值，可能是大脑发育不良

囟门迟闭　指宝宝一岁半后前囟门仍未关闭，多见于佝偻病、呆小病等

囟门过大　可能是先天性脑积水或者佝偻病

囟门过小　很可能是小头畸形

囟门闭合前宝宝的日常护理

即使宝宝的囟门还没有完全闭合，日常护理仍然可以正常进行，不用避而远之。比如，给宝宝洗发、清理乳痂、剪头发，这些都是没有任何问题的。如果因为担心碰到宝宝的囟门而不予护理，则会导致宝宝的头部出现大量乳痂，反而影响宝宝健康。平时护理应注意以下几点：

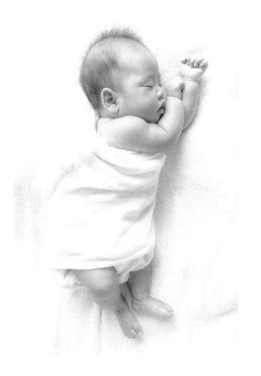

1 囟门缺少颅骨保护，闭合前一定要防止硬物触碰，确保尖锐物远离宝宝。

2 不要给宝宝用材质过硬的枕头。

3 夏季外出时给宝宝准备遮阳帽，冬季外出时戴棉帽子。

宝宝的前囟门摸不得吗

有些家长认为囟门不能摸，甚至认为"摸了会变哑巴"，这种说法是完全没有科学依据的。所谓的"摸不得"主要是指对待宝宝的囟门动作要轻柔，注意避免尖锐硬角碰触宝宝的头部。

Tips

用植物油浸润乳痂

可以直接用植物油或婴儿油去除乳痂。清洗时，在有乳痂的位置擦一点橄榄油或婴儿油，10~20分钟后，乳痂会变得松软，比较薄的会自然脱落，厚一点的则需多涂一些植物油，多等一段时间。用软硬适度的刷子把大块的乳痂刷松，厚的就会自行脱落，然后用温水洗净头部的油污即可。

鼻腔保持通畅的窍门

新生儿鼻腔发育不完善

新生儿面部颅骨发育不全，鼻和鼻腔相对短小，容易不通气。因此，当宝宝鼻涕较多时，家长要及时为宝宝擦拭，也可以使用吸鼻器将鼻涕吸出来。另外，有时宝宝的鼻腔还会产生很多鼻痂，这样就会使本来就狭窄的鼻腔更容易出现堵塞。当宝宝鼻塞时，往往睡不好觉，也不好好吃奶，有时还会哭闹。

流鼻涕时的护理

1 注意防寒保暖，避免宝宝感冒流鼻涕，如果平时鼻涕较多，妈妈要及时擦拭。

2 如果频繁地给宝宝擦拭鼻涕，宝宝鼻下侧的皮肤就会变红，甚至磨破，因此最好及时用婴儿油护理。

不同的鼻涕反映不同问题

1

稀薄透明的清鼻涕

清鼻涕是清水样的，稀薄、透明，源源不断地从鼻腔流出。这种鼻涕常见于上呼吸道感染的早期。当病毒或细菌侵入鼻腔时，鼻腔黏膜会充血，腺体分泌增加，清鼻涕就止不住地流起来。这个时候，父母不应该只想着尽快给宝宝止住鼻涕，反而要让鼻涕流出来"排毒"。另外，宝宝出现过敏性鼻炎的时候，也会有这种清鼻涕。

2

浓浓的黄鼻涕

在细菌或病毒感染的情况下，免疫系统开始反击，大量的白细胞聚集到感染部位杀死病原体，战斗结束后，病原体残骸和白细胞被排入鼻腔，呈现出黄鼻涕。家长最好带宝宝去看医生，查明原因后对症治疗。

鼻塞时的护理

导致宝宝鼻塞的原因有两个：一个是鼻腔内形成了干硬的鼻痂；另一个是在宝宝鼻腔骨骼发育之前会先长出皮下脂肪，这些皮下脂肪也容易造成鼻塞。

儿童通鼻器

清理鼻痂的方法

1.用香油、母乳或者温水滴到鼻痂上，软化后用棉签轻轻转出来，或者用吸鼻器吸出来。

2.如果鼻痂的位置比较深，软化后，可以用温水浸湿毛巾，从宝宝鼻根处擦到鼻翼处，反复擦拭。然后轻揉鼻翼两侧，等软化的鼻痂移到鼻口，再用棉签轻轻转出来。

3.也可以用纸巾或者棉签在宝宝鼻口处转动进行刺激，软化的鼻痂就会随宝宝的喷嚏打出来了。

Tips

不要用手直接去抠鼻痂

宝宝的鼻腔尚未发育成熟，鼻腔小，鼻黏膜毛细血管分布丰富，抠鼻子很容易损伤鼻黏膜，引起鼻出血。如果细菌进入鼻腔，还可能造成呼吸道感染。

改善鼻塞的按摩法

如果宝宝的鼻塞是因为鼻腔内皮下脂肪引起的，妈妈可用指腹适当按摩宝宝的鼻子。由于宝宝的鼻梁骨尚未发育成熟，因此在为宝宝按摩鼻子的过程中不能用力按压。具体方法如下：

1.妈妈洗净双手，将手指放在宝宝的鼻翼两侧，用指腹由下向上轻轻揉搓至额头。

2.用指腹从宝宝的眼角轻轻按摩至鼻翼两侧。按摩眼角时，妈妈的手指注意不要碰到宝宝的眼睛，以免使其泪流不止。

观察宝宝的便便

看宝宝的大便，主要看什么

1 看颜色。观察婴儿大便，可先从颜色入手。新生儿出生 24 小时内排出胎粪，胎粪是由胃肠分泌物、胆汁、上皮细胞、胎毛胎脂以及吞进的羊水等组成的，颜色黑绿、黏稠。出生后 2～3 天，大便颜色变浅，逐渐为军绿色。母乳喂养的宝宝大便呈黄色或金黄色；配方奶喂养的宝宝大便呈淡黄色。

2 闻气味。新生儿的胎便是没有臭味的，随着宝宝不断成长，喂养的条件不同，气味也就不同：母乳喂养的宝宝大便味酸不臭，配方奶喂养的宝宝则臭味明显。

3 看形状和稀稠度。新生儿胎便通常为黏稠状，母乳喂养的宝宝大便呈软膏样；配方奶喂养的宝宝则较硬。

正常大便与异常大便

宝宝大便的次数和质地常常反映其消化功能的好坏。一般来说，母乳喂养的宝宝，正常的大便呈金黄色，有酸味；配方奶喂养的宝宝，其正常大便一般呈淡黄色，较臭。一旦大便的质地、颜色和次数与平时有所不同，妈妈们就要提高警惕了。

泡沫样大便

如果宝宝吃的淀粉类食物过多，肠道中的食物过度发酵，大便就会呈深棕色带有泡沫的水样便。

蛋花汤样大便

如果宝宝的大便像蛋花汤就麻烦了。病毒性肠炎和致病性大肠杆菌性肠炎的小宝宝常常出现蛋花汤样大便。

奇臭难闻的大便

含蛋白质的食物摄入过多就会中和胃酸，从而降低胃液的酸度，导致消化吸收不充分，再加上肠道细菌的分解代谢，大便往往奇臭难闻。

水样大便

一旦宝宝的大便不是拉出来的而是"喷"出来的，毫无疑问，肯定是腹泻了。这种水样大便多见于食物中毒和急性肠炎。

绿色大便

若大便呈绿色，量少，黏液多，说明宝宝饿了。此外，有些吃配方奶的宝宝大便也呈暗绿色，这是因为配方奶中加入了一定量的铁质，这些铁质经过消化道，并与空气接触后，就呈现为暗绿色。

豆腐渣大便

可能是真菌引起的肠炎。

大便带血

血便分为多种情况：如果大便黏稠，且含有鲜血，宝宝可能得了细菌性痢疾、空肠弯曲菌肠炎，需要及时就医；如果大便像洗肉水，并有特殊的腥臭味，很可能是急性出血性坏死性肠炎；如果血色鲜红、不与粪便混合，仅黏附于粪便表面或于排便后有鲜血滴出，提示肛门或肛管疾病，如痔疮、肛裂、肠息肉、直肠肿瘤等。

妈妈可根据宝宝大便情况来调整饮食

母乳喂养时，妈妈也可以通过观察宝宝的大便来了解母乳的质量，确定妈妈的营养情况，并随之调整饮食结构。

1

母乳中糖分过多

当妈妈饮食中糖分摄入过多时，新生儿的大便呈黄色，且泡沫多、酸味重、粪水分开，大便次数增多。这往往是糖分过度发酵所致，妈妈应该适当控制碳水化合物的摄入量。

2

母乳中蛋白质过多

当妈妈的饮食中蛋白质摄入过多，或是蛋白质消化不良时，新生儿的大便有硬结块、有臭鸡蛋味。此时妈妈应该注意限制鸡蛋、瘦肉、豆制品、奶类等高蛋白质食物的摄入量。

3

母乳中脂肪过多

当母乳中脂肪含量过多时，新生儿会出现大便次数增多，粪便中有不消化的食物。这时可缩短每次喂奶的时间，让孩子多吃前奶少吃后奶。因为前奶蛋白质和水含量较多，而后奶脂肪含量较多，不易消化。必要时，妈妈可在喂奶前30～60分钟先饮一大杯温开水，稀释乳汁，然后再给宝宝哺乳。

黄疸性质别混淆

新生儿出生后皮肤发黄很常见，父母不要过分焦虑，要点是区分生理性和病理性。

生理性黄疸通常在宝宝出生后 1~2 天出现，出生后 10~14 天消退，早产儿可能延迟到 3 周才消退，但无其他症状。

如果新生儿黄疸出现早（产后 24 小时内），皮肤发黄较重，用手指按压皮肤 2 秒钟，手指离开后，按压地方的皮肤呈橘黄色；新生儿的巩膜和眼泪都发黄，尿色深黄，则为病理性黄疸。应及时接受检查或治疗。

黄疸是如何形成的

生理性黄疸形成的原因
由于新生儿血液中胆红素释放过多，而肝脏功能尚未发育成熟，无法将全部胆红素排出体外，胆红素聚集在血液中，即引起了皮肤变黄。这种现象先出现于脸部，进而扩散到身体的其他部位。

病理性黄疸的原因
母亲与宝宝血型不合导致的新生儿溶血症，婴儿出生时有体内或皮下出血，新生儿感染性肺炎或败血症，新生儿肝炎，胆道闭锁等。

在家自测黄疸

在自然光线下观察宝宝的皮肤巩膜。

肤色较白的宝宝检测皮肤
用手指轻轻按压宝宝的前额、鼻子或前胸等部位，随即放开手指，并仔细观察按压处的皮肤是否呈现黄色。

肤色偏暗的宝宝检测巩膜
仔细查看宝宝的巩膜是否显黄。

父母在宝宝出生后 1 周内应注意观察、区别宝宝皮肤发黄的现象。如果 10～14 天（早产儿 4 周）后皮肤发黄现象仍未消失，或退后再现，应该请医生诊断。

如何应对生理性黄疸

1 生理性黄疸属于正常现象，不需要治疗，一般在出生 14 天后自然消退。

2 很多母乳喂养的宝宝，由于母乳的原因，黄疸消退得较慢，不用过于担心。

3 注意保暖，确保体温的稳定，关注呼吸变化及身体状态。

4 若黄疸程度较严重，可根据医生诊断采用光照疗法。

病理性黄疸要及时治疗

当黄疸出现早，程度较重，或者持续不退，或退后反复时，考虑可能为病理性黄疸，应及时就医。同时要加强喂养、多晒太阳。

需要注意的是，新生儿的视网膜细胞和视神经尚未发育完善，还很脆弱，阳光直射容易损伤。加上新生儿的皮肤非常娇嫩，日晒时间长了很可能造成低温晒伤。晒太阳时要注意保护宝宝的眼睛和会阴，并且要避开阳光最强的时段，以免晒伤。

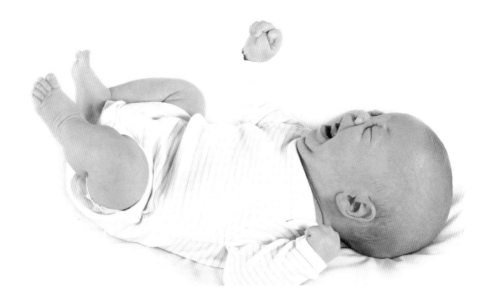

尿布疹可别大意

什么是尿布疹

婴儿的皮肤极为娇嫩，若长期浸泡在尿液中或因尿布不透气，臀部常会出现红色的小疹子，称为"尿布疹"或"红屁股"。

尿布疹的症状与表现

臀部发红、有红疹，情况严重者会有渗液，宝宝情绪也会变得焦躁不安，不能安稳睡着。有些宝宝只有与尿布接触的地方呈红色，有不适感；情况较严重的会一碰就疼，而且腹部、腿部都有波及。

宝宝还不会用语言表达自己的感受，所以要靠父母去观察。父母可以根据下列描写来确定宝宝病情。根据病情的程度，可以分为三个阶段。

轻度　此阶段的情况比较轻，大多在肛门、臀瓣、两腿外侧，可以看到皮肤发红的现象。

中度　若情况没有得到控制，会有液体渗出，而且会慢慢变多，过一阵子该处的表皮会脱落，皮肤表面会出现溃疡，可能还有红色点状现象。

重度　疹子的范围会增大，两腿内侧、腹部也可能波及。而且溃疡情况会加重。此外，受损部位容易被感染，严重时会引发败血症。

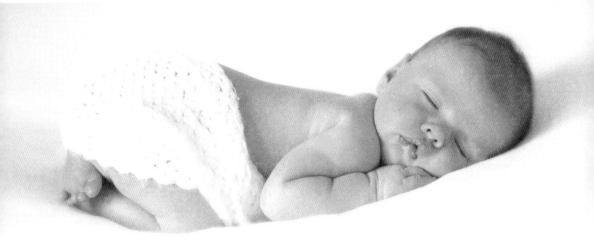

宝宝患了尿布疹该如何护理

要想让宝宝的小屁屁干爽舒服，远离尿布疹困扰，需要做到以下几点：

1 及时更换尿布或纸尿裤
无论是尿布还是纸尿裤，及时更换都是对付尿布疹的法宝。很多妈妈认为尿布湿了就要换，而纸尿裤吸水性好，还有隔水层保护皮肤，但再好的吸水材料也有吸水限度，况且纸尿裤紧贴在宝宝娇嫩的皮肤上，尿湿不换既不舒服也不卫生。

2 便后及时清洗
最好每次换尿布或纸尿裤后都清洗宝宝屁屁并擦干，也可涂一层护臀霜，然后再换上干净的尿布或纸尿裤。

3 让宝宝的小屁股经常晒晒太阳
不要让宝宝的小屁股整天包裹尿布或纸尿裤，而是适当让小屁股曝露在外，使肌肤自由呼吸。可以让小屁股适当晒晒太阳（不要在强光下晒，以免晒伤），使其保持干燥状态，还能帮助消炎杀菌。

正确使用护臀膏

使用护臀霜或鞣酸软膏时，在宝宝的屁股上非常薄地轻轻地涂抹一层，然后轻轻拍打周围的皮肤帮助吸收。

湿疹、热疹的不同护理方法

湿疹

患病原因	湿疹与过敏有很大的关系，最常发生的是对蛋白质过敏，如牛奶、鸡蛋等过敏，婴幼儿通过母乳或者辅食吃进了过敏食物。化纤衣物刺激，口水淹了皮肤，也可能引起湿疹
发生部位	多从脸部开始出疹子，严重时全身都可出现
皮肤表现	皮肤粗糙，有脱屑（家长常说的"爆皮儿"），严重时会有红肿、渗液
皮肤痒感	痒感明显，婴幼儿常用手抓挠
特别说明	在医生指导下使用药物

热疹（痱子）

患病原因	与室温高、婴幼儿穿盖过多、不透气有关
发生部位	婴幼儿颈部、腋窝、肘窝和膝部等褶皱、爱出汗的部位，更容易发生。捂热容易使小儿多汗，可在头部甚至全身出现热疹
皮肤表现	热疹是发自毛囊，是因为汗液不能很好排出，疹子是边界清晰的小粒状红色皮疹。严重者小粒皮疹内出现白色脓性液
皮肤痒感	剧痒、疼痛，有时还会有一阵阵热辣的灼痛等
特别说明	婴幼儿在吃奶后容易出汗，所以喂奶后应用柔软的干毛巾把婴儿的脸、前胸上的汗渍、奶液擦干

湿疹宝宝的日常护理

1 如果宝宝只是头部出现湿疹，可以不去处理，通常 6 周后会自然痊愈。

2 症状很轻时，注意保持宝宝皮肤清洁、滋润，每天可在患处涂婴儿专用润肤霜，有助于缓解湿疹。也可用炉甘石洗剂，用时摇匀，取适量涂于患处，每天 2~3 次，或在洗澡时使用。症状反复或较为严重时，在医生指导下进行治疗，通常会给予激素类药膏，遵医嘱使用。

3 渐退的痂皮不可强行剥脱，待其自然痊愈，或者可用棉签浸熟香油或婴儿抚触油涂抹，待香油或抚触油浸透痂皮，用棉签轻轻擦拭。

4 患儿皮损部位每次在外涂药膏前先用生理盐水清洁，不可用热水或者碱性肥皂液清洗，以减少局部刺激。

5 患湿疹的宝宝怕热，湿热会使湿疹局部充血、发红、痒感加剧。家中温度尽可能保持在 24℃。紫外线对皮肤刺激很强，因此不要让日光直射。穿衣要适度，跟大人一样就行，千万别捂着。

热疹宝宝的日常护理

1 吸干汗液，把柔软的干纱布放在宝宝的脖子、腋下、腿根等皮肤褶皱处，把汗液蘸干，纱布潮湿后及时更换，保持皮肤干爽。

2 可以让宝宝趴着，展开脖子褶皱，帮助皮肤透气。

3 夏季洗澡，可以在洗澡水中加入"十滴水"防痱子。

4 使用痱子水比痱子粉更安全。痱子严重时，可以用炉甘石洗剂涂抹患处。

5 穿衣标准：宝宝颈后温暖，手脚稍凉。

腹泻找对原因最重要

宝宝腹泻不可大意

宝宝腹泻，是婴幼儿期的一种急性胃肠道功能紊乱，以腹泻、呕吐为主，夏秋季节发病率最高。

致病因素有三：体质、感染及消化功能紊乱。临床主要表现为大便次数增多、排稀便和水电解质紊乱。本病治疗得当，效果良好，但不及时治疗会发生严重的水电解质紊乱，可危及宝宝生命。

几乎每个宝宝都发生过腹泻，尤其是年龄较小的宝宝。宝宝上吐下泻时，妈妈心里都很着急，恨不能让宝宝快快好起来，于是，就会给宝宝服用各种药。然而，宝宝非但不见好，反而病得越来越严重，甚至拖至几个月不愈，使宝宝的生长发育受到很大影响，有时甚至危及生命。

腹泻的发病率仅次于急性呼吸道感染，如果不能及时有效地进行治疗，死亡率很高。引起死亡的重要原因，是腹泻导致的身体脱水和体内电解质紊乱。

宝宝容易发生腹泻的 3 大原因

1	由于 0 ~ 2 岁的宝宝生长发育特别迅速，所以，身体需要的营养及热能较多，然而消化器官未完全发育成熟，分泌的消化酶较少。因此，消化功能较弱，容易发生腹泻。
2	由于神经系统对胃肠的调节功能差，饮食稍有改变，如对添加的离乳食品不适应、短时间添加的种类太多，或一次喂得太多、突然断奶；或是饮食不当，如吃了不易消化的蛋白质食物；气温低，身体受凉加快了肠蠕动，或天太热，消化液分泌减少等，都可引起腹泻。
3	由于全身及胃肠道免疫力较低，所以，只要食物或食具稍有污染，便可引起腹泻；宝宝因抵抗力较低而易发生呼吸道感染，在患感冒、肺炎、中耳炎时，也常可引起腹泻。

如何判断宝宝腹泻

根据排便次数

正常宝宝一般每天大便1～2次，大便呈黄色条状物。腹泻时排便次数增多，轻者4～6次，重者可达10次以上。

根据大便性状

为稀水便、蛋花汤样便，有时为黏液便或脓血便。宝宝同时伴有吐奶、厌食、腹胀、发热、烦躁不安、精神不佳等表现。

病情不严重时，调整喂奶量可改善

喂养不当所致的腹泻，如症状不严重，及时调整奶量会有助于病情改善。

可以在1~2天的时间内减少奶量，或把奶液稀释为原来的1/2～2/3，一般可以奏效。但不能长时间稀释，以免造成宝宝营养不良。

急性腹泻期可改用腹泻奶粉

新生儿在急性腹泻期一般不能耐受乳汁，此时再给新生儿喂母乳或普通配方奶，非但不能补充营养，反而会使病情加重，加速营养物质的流失和消耗。因此，婴幼儿在急性腹泻期内可改为腹泻奶粉。

腹泻奶粉不含乳糖，可减少小肠对乳糖分解的负担，促进小肠黏膜的恢复，有利于病情好转。

腹泻时要加倍呵护宝宝的小屁屁

由于宝宝排便的次数增加，所以会不断污染小屁屁。而且，腹泻时排出的粪便对皮肤刺激较大。因此，宝宝每次排便后，妈妈都要用温水清洗小屁屁，特别是肛门和会阴部的清洁，以免发生红臀及尿路感染。如果小屁屁发红了，应将它暴露在空气中自然干燥，然后涂抹护臀霜。

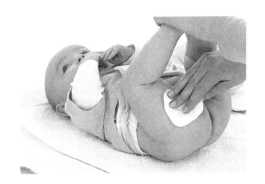

症状严重时要及时就医

如果宝宝的腹泻较重，大便有脓血，并伴有食量减少、呕吐、尿少等症状；大便呈稀水样，每天达到10～20次，伴有高热、嗜睡等症状，甚至出现手足凉、皮肤发花、呼吸深长、口唇樱红色、口鼻周围发绀、唇干、眼窝凹陷等情况，千万不要大意，最好立即送医。

便秘了千万别让肠道受损

配方奶喂养的宝宝更容易便秘

原因	具体表现
奶粉冲调过浓	对于混合喂养或人工喂养的宝宝，有些妈妈总怕宝宝吃不饱，冲奶粉时擅自加大奶粉量或减少水量，其实，奶粉冲得太浓会使奶液中的蛋白质、矿物质增多，水分补给不足，易引起大便干结。但是，也不能把奶粉冲得太稀，否则会导致蛋白质含量不足，引起营养不良
额外添加钙和维生素 D	配方奶中已经添加了宝宝成长所需的钙和维生素 D。若再额外补充，就会造成不能被吸收的钙与脂肪酸结合形成钙皂，引发便秘

便秘对宝宝有哪些影响

类型	影响	具体表现
长期便秘	影响食欲	肠道蠕动慢会使食物在肠道停留时间长，即使有饥饿感，宝宝的肚子也是鼓鼓的、胀胀的，很难受，根本不想吃饭。因此会影响宝宝进食，从而影响生长发育
严重便秘	造成肛裂	宝宝便秘时拉出来的便便很干、很硬、很粗，大便排出时可能使肛门受伤，导致肛裂，甚至在擦屁股时还会发现有血。这是因为当变硬的粪便强行排出时，将肛门撑破，宝宝肯定很疼，而这种疼痛感会加重宝宝对排便的恐惧

常给宝宝揉肚子，防便秘

每天睡觉前帮宝宝揉揉小肚子，按顺时针方向轻揉 5 分钟左右，能加强肠胃蠕动，也是一个哄睡的好方法。这样，宝宝每天起床第一件事情就是排便。

宝宝便秘如何使用开塞露

对于常见的便秘，除了适当补充益生菌外，妈妈还可以使用开塞露帮助宝宝一次排尽大便。使用开塞露的具体方法如下：

1 在开塞露药物瓶颈部开口处涂些橄榄油。

2 在宝宝肛门处涂些橄榄油。

3 将开塞露缓慢插入肛门到达开塞露颈部。

4 拔出后，用手夹住肛门，保持数秒即可。

宝宝大便带血怎么办

如果宝宝大便带血，应观察血液与大便是否混合。

1 大便带鲜血且与大便混合，说明小肠或直肠受损，大便偏稀，这不是传统意义上的肠炎，应考虑食物过敏，尤其是牛奶蛋白过敏。可在医生指导下，根据过敏原因考虑更换深度水解或氨基酸配方奶粉。还应回顾进食过程，停止进食某种可能引起过敏的食物，但不能用抗生素。

2 大便带鲜血且与大便分离，附着于大便周围，多是肛裂所致。如果有肛裂，可在宝宝肛门找到小裂口，大便排出几分钟后可见小凝血块。一般大便干燥的宝宝容易出现肛裂。若出现肛裂，应坚持用温黄连素水浸泡或热敷局部，再使用红霉素等抗生素软膏，促使肛裂尽快痊愈。每次排便前，在肛裂部位涂些润肤油，以增加润滑度。

什么情况下需要看医生

1 宝宝出现精神状态不佳、呼吸困难、拒奶、吐奶或呛奶等症状。

2 便秘伴有腹胀、腹痛、呕吐等。

3 便秘伴有肛周脓肿、肛裂、痔疮等。

4 先天性肠道畸形导致的便秘。

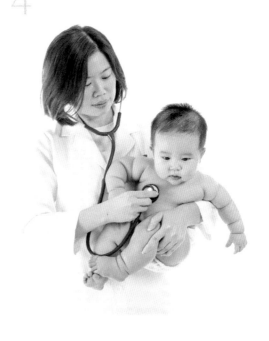

吐奶、呛奶要分清

什么是吐奶

宝宝吃奶后，如果马上平卧在床上，奶汁会从口角流出，甚至把刚吃下去的奶吐出来，医学上把这种吐奶也称为溢奶。喂奶后把宝宝竖抱并拍嗝一段时间再放到床上，吐奶会明显减少。

一般情况下，出现吐奶的主要原因是小宝宝的胃比较浅，胃的入口贲门环状括约肌尚未发育完全。在喂食后，因为胃部胀大产生压力，括约肌的收缩强度又不足以阻止胃部食物回流，所以宝宝往往会出现吐奶的现象。这种情况多发生于刚出生的婴儿。

一般来说，轻微吐奶不用采取特别的处理和治疗。有时宝宝感冒、生病可能会出现比平时更严重的吐奶。随着宝宝逐渐长大，这种情况将会明显改善。

如何防止或减少吐奶

婴儿吐奶属正常生理现象，不用特殊处理，不过，为了防止或减少吐奶，父母可以参考如下步骤：

1 将宝宝抱起来喂奶，不要躺着喂奶。

2 喂奶过程中要间断拔出奶头，让宝宝喘口气，稍稍调整一下，然后继续喂。如果母乳喂养，在母乳多的情况下，妈妈稍压乳房，减缓乳汁流出速度，让宝宝能吸一口咽一口。如果是配方奶喂养，喂奶时一定要将奶汁充满奶嘴，千万不可将奶瓶平放使奶嘴中一半是奶、一半是空气，这样宝宝会吃进很多空气，喂完后，宝宝在排气时很容易将奶溢出。

3 喂完奶以后，应将宝宝抱着竖起，轻拍其后背，让宝宝将咽下的空气排出后再放在床上。注意，宝宝躺下时上半身略微抬高，身体应保持右侧卧位，这样可使胃里的奶汁能顺流而下。

4 最好喂奶前先将尿布或纸尿裤换好，喂奶后不要再翻动宝宝的身体，以免引起吐奶。

吐奶和呛奶的区别

吐奶伴有呕吐现象，即奶液强而有力地从嘴巴吐出，甚至呈喷射状，较剧烈。

呛奶伴有剧烈的呛咳现象，即少量奶液呛入气管，甚至吸入气道，引起剧烈咳嗽，严重者可导致窒息，需及时处理。

宝宝呛奶的处理

呛奶的时候，让宝宝趴着，最好是头低点，叩击宝宝的背部。这样宝宝容易把奶汁或分泌液咳出来，有助于制止呛奶，还能预防呕吐物反流。

遇到以下情况应及时就医

宝宝连续呕吐混有黄绿色胆汁的奶，逐渐出现腹胀，且伴有高热，应及时就医。就医前要保留呕吐物，以便医生能做出更准确的判断。

避免呕吐物刺激宝宝脖颈和耳朵

为了防止呕吐物刺激宝宝皮肤（呕吐物中往往含有胃酸和胃蛋白酶），可以在宝宝的颈部围一条小毛巾，使呕吐物不会流到颈部，引起颈部皮肤糜烂。还应该备一块小毛巾，叠成三角形，从宝宝一侧耳边搭到另一侧，这样就算宝宝吐奶，也不会弄脏枕头或流进耳朵。

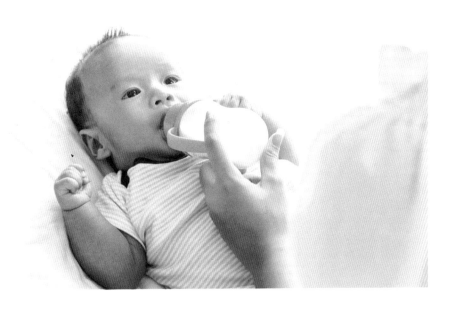

新生儿肺炎要优化护理环境

新生儿肺炎有两类

第一类，吸入性肺炎

乳汁吸入性肺炎：由于新生儿，特别是早产儿、低体重儿，口咽部或食管的神经反射不成熟，肌肉运动不协调，乳汁被误吸入呼吸道而引发。

羊水吸入性肺炎、胎粪吸入性肺炎：比较严重，一出生就有明显的症状，如呼吸困难、皮肤青紫等，需要住院治疗。

第二类，感染性肺炎

宫内感染：由于母亲在怀孕期间感染了某些病毒或细菌，通过血液循环进入胎盘，导致胎儿患上了肺炎。

生后感染：在肺炎中最多见，主要由各种病原菌引起，以细菌或病毒感染为主。如父母患普通感冒，宝宝就有可能患肺炎。此外，其他部位的感染，比如脐炎、口腔感染等，病菌也可以经过血液循环波至肺部而引起肺炎。

新生儿肺炎如何护理

护理要点	具体做法
改善宝宝生活环境	室内空气要新鲜，适当通风换气。室温最好维持在 24 ～ 26℃，湿度在 50% ～ 60%，冬天可使用加湿器或在暖气上放湿布等，也可在炉子上放一水壶，将盖打开，让水汽蒸发。因为室内空气太干燥会影响痰液排出
注意呼吸道护理	注意穿衣盖被均不要影响宝宝呼吸；安静时可平卧，经常给宝宝翻身变换体位，以促进痰液排出。如有气喘，可将患儿抱起或用枕头等物将其背垫高呈斜坡位，有利于呼吸。鼻腔内有干痂，可用棉签蘸水取出
防止呛奶	应抱起或头高位喂奶，或用小勺慢慢喂入；每吃一会儿奶，应将乳头拔出让宝宝休息一下再喂
密切观察宝宝的变化	如有睡眠不安、哭闹或吃奶少等现象，可以咨询住院治疗时的主管医生

如何保持宝宝呼吸道通畅

1. 及时清除呼吸道分泌物，给予超声雾化吸入，以稀释痰液便于咳出。必要时给予吸痰处理。

2. 对于痰多的患儿，家长可将患儿抱起，轻轻拍其背部，以助痰液排出。对卧床不起的患儿，应经常变换其体位，这样既可防止肺部瘀血，也可使痰液容易排出，有助于患儿康复。

3. 遵医嘱给予祛痰剂，如支气管解痉剂等。

4. 注意穿衣盖被均不宜太厚，过热会使患儿烦躁而诱发气喘，加重呼吸困难。

新生儿肺炎的预防

1. 要给孩子布置一个洁净舒适的生活空间，孩子所用的衣被、尿布应柔软、干净，哺乳用具应消毒。在护理新生儿时注意洗手。

2. 特别要强调的是，患感冒的成人要尽量避免接触新生儿。若母亲感冒，应戴口罩照顾孩子和喂奶；对来访客人，要婉言谢绝。

3. 发现孩子有脐炎或皮肤感染等情况时，立即去医院治疗，防止病菌扩散。

4. 婴幼儿应尽可能避免接触呼吸道感染的患者。

5. 接种肺炎疫苗。

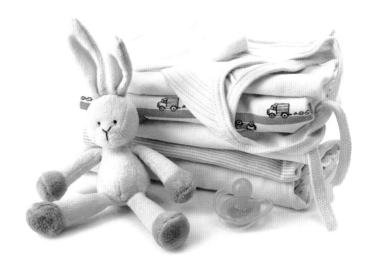

从宝宝的睡眠看健康

通常宝宝睡觉时比较安静，呼吸均匀无声响，有时小脸蛋上会出现一些有趣的表情。如果出现以下状况，家长应找出原因，对症处理。

需要重视的睡眠状况	预示的病症	家庭应对方案
在刚入睡时或即将醒时满头大汗	大部分宝宝夜间出汗是正常的。但如果大汗淋漓，并伴其他症状，如四方头、出牙晚、囟门关闭太迟等，可能是患有佝偻病	注意观察，加强护理，必要时去医院检查治疗
夜间睡觉前烦躁，入睡后全身干涩，面颊发红，呼吸急促，脉搏增快	预示宝宝即将发热	应注意是否有感冒或腹泻症状，还要注意给他补充水分。如果出现发热，可采取宝宝接受的物理降温法
睡眠时哭闹，时常摇头、抓耳，有时还发热	可能患有外耳道炎或是中耳炎、湿疹	应该及时检查耳道有无红肿，皮肤是否有红点出现，如果有，及时送医院诊治
夜间睡眠不安、易惊	宝宝睡觉不踏实，经常扭动身体，同时白天易哭闹、排气多、大便有气泡，可能为肠绞痛	妈妈可以顺时针轻柔宝宝腹部，帮助缓解。肠绞痛在宝宝4~6个月可自行缓解
睡觉时四肢抖动	神经系统发育不完善引起的，不必担心	

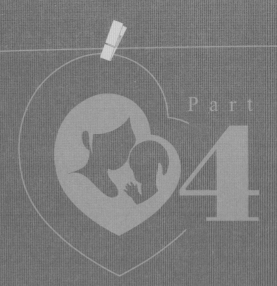

不当产后黄脸婆，
瘦身塑形要跟上

产后 6 个月内是恢复的最佳时段

产后 6 个月是体重控制的黄金时期，这是因为产后 6 个月母体的内分泌会逐渐恢复原有的状态，同时新陈代谢的速率也会恢复正常甚至加快，使得身体自然进入到瘦身的最佳状态。新妈妈只要在 6 个月内的最佳恢复期合理瘦身，一定能瘦下来。

产后恢复要循序渐进

十月怀孕，宝宝终于出生了，伴随着这让人幸福的喜悦，新妈妈的忧愁也接踵而来——身材肥胖走形，所以越来越多的新妈妈加入到产后瘦身塑形大军中。但产后瘦身不能操之过急，一定要循序渐进地进行，以免给身体带来伤害。

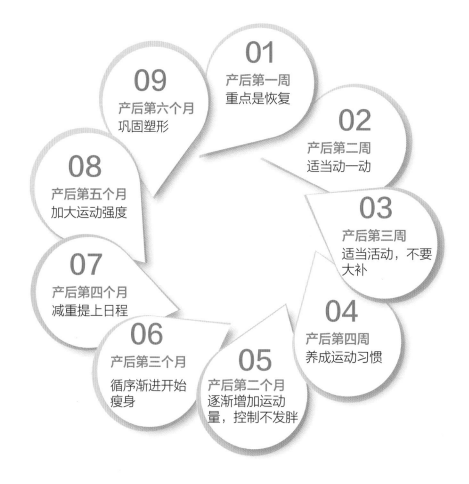

每周减 0.5 ~ 1 千克最适宜

新妈妈体重的增加主要是孕期供养宝宝和产后哺乳的必需脂肪储备，以及部分非必需脂肪增加。如果产后依靠过度运动或控制饮食减重，很可能给自身身体的恢复和宝宝的生长发育带来不良影响，所以需要有一个合理的减重速度。建议哺乳期间每周减重 0.5~1 千克为宜，只要坚持合理膳食、健康运动，就会慢慢瘦回去。

母乳喂养是瘦身的第一选择

女性在分娩前体内会储存大量热能，乳汁的分泌为这些热能的消耗找到了途径，如果产后不哺乳，这些热能就不能有效消耗，继续囤积在体内使产后妈妈发胖。另外，母体内的葡萄糖会转化为乳糖进入乳汁，这也是消耗热量的一个好途径。

运动和按摩都有助于产后恢复

运动是控制体重最有效的方式之一，还有助于改善体形，因为运动有助于紧致松弛的皮肤，并减低脂肪含量。恰当的产后运动能让新妈妈尽快恢复身材。同时，运动是对身体的投资，会收到丰厚的健康回报。养成运动的好习惯有助于强健骨骼、增强心肺功能、减少心脏血管疾病的发生。

按摩能够促进血液循环，扩张毛细血管，增加血液流量，因此它既能增强体质，又有利于瘦身塑形。

新妈妈的运动有点儿特殊

对于新妈妈来说，毕竟身体状况不同于普通人，因此在月子里运动应注意以下事项：

1. 避免过度运动。运动要适量，不能勉强，否则很可能影响子宫的恢复并引起出血，严重时还会使生产时的创面或外阴切口再次受损。

2. 心态要平和。新妈妈产后瘦身的信念一旦树立，不能半途而废，也不要急于求成，要心态平和地进行产后运动。

3. 不论何种运动，只要不感觉无聊，是自己喜欢的，就可以使你心情愉悦，并且充满活力，不论在情绪还是在身体方面都可以获得益处。

4. 对于坚持母乳喂养的新妈妈，在运动前为避免涨奶，可先喂宝宝。

产后42天，子宫恢复很重要

卧床休息时，不要总仰卧，以免子宫后倾

传统观念认为，分娩后新妈妈要多卧床休息，以免受累影响恢复。实际上，为了新妈妈的健康，顺产妈妈产后6~8小时在疲劳消除后，最好别"赖床"，可尝试下床活动，这样有利于生理功能和体力的恢复，帮助子宫复原和恶露的排出。

剖宫产新妈妈在术后24小时拔掉尿管后，也要尽早下床活动，不仅是为了子宫恢复，还可防止肠粘连。

此外，新妈妈平时卧床休息时，应尽量采取左卧或右卧的姿势，避免长时间仰卧而使子宫后倾。如果子宫已经向后倾，应做膝胸卧位矫正（如图），每天2次，每次15~20分钟。

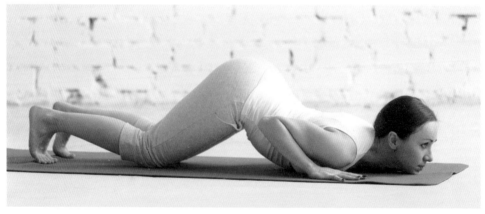

I 跪在床上，两手平贴在床面，双腿分开与肩同宽。　2 胸与肩尽量向床面贴近，脸部朝向前方。　3 双腿弯曲。

产后7~14天，是子宫修复的好时机

经过1周时间的精心调理，新妈妈的伤口基本上已经愈合了，胃口也明显好转，可以多吃一些补气血的食物以调理气血。同时，产后7~10天宫颈内口关闭，开始内部修复；产后10天左右，子宫腔基本被新生的内膜所覆盖；在产后10~14天，子宫基本缩入盆腔。所以，这一时段是组织器官修复的最佳时机。

母乳喂养也能促进子宫恢复

子宫想尽快恢复到怀孕前大小，就需要更加有力的收缩，宫缩在哺乳时尤其明显，因此，坚持产后母乳喂养也是促进子宫恢复的好办法。这是因为女性的乳头和乳晕有着丰富的感觉神经末梢，宝宝的吸吮刺激通过这些感觉神经末梢传入垂体后叶，会促进催产素的合成增加，从而促进子宫肌肉的收缩，加速子宫恢复。

对于母乳喂养的妈妈来说，宝宝的吸吮刺激可以促进子宫收缩，进而加速子宫的恢复。那么没有母乳喂养的妈妈该怎么办呢？依照子宫收缩的生理原理，刺激乳头也会促进催产素的分泌，所以按摩乳房或是热敷乳房也会对乳头产生刺激，起到促进子宫收缩的效果。

及时排尿，减少子宫收缩的障碍

产后，医生常常会嘱咐新妈妈要尽早排尿，一般在产后 4~6 小时及时排尿。为什么新妈妈在产后必须及时排尿呢？

因为在分娩过程中，膀胱受压、黏膜充血、肌肉张力降低、会阴伤口疼痛以及不习惯于卧床姿势排尿等原因，都易使新妈妈出现尿潴留，使膀胱胀大，产后再不及时排尿，胀大的膀胱就会妨碍子宫的收缩，引起产后出血或膀胱炎。

腹式深呼吸可增强子宫收缩力

做法：仰躺在床上把手放在腹部，由鼻子慢慢吸气时，能够感觉腹部鼓出，由嘴巴慢慢吐气时，缩紧腹部肌肉。

注意：开始只做 2~3 次即可，以免发生换气过度而导致晕眩、刺痛感或视力模糊等。

功效：促进全身血液循环，增强子宫收缩力。

恶露 10 天左右仍为红色，需及时治疗

如果产后 10 天左右，新妈妈还是持续排出红色恶露或出血加重，有可能是胎盘残留，这时一定要及时去医院治疗。

胸部健美操，防止乳房下垂、变形

按摩让胸部越来越挺

产后 2~3 天就可进行乳房按摩，有助于防止乳房下垂，让胸部越来越挺。

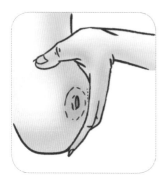

1 用一只手包住乳房。

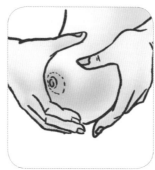

2 用另一只手的拇指贴在乳房的侧面，画圈，用力按摩。

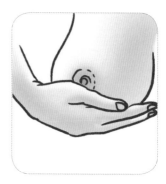

3 按摩时用一只手固定住乳房，从下往上推。

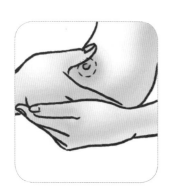

4 另一只手稍微弯曲，贴在支撑着乳房的手的外部，往上推，再放下。

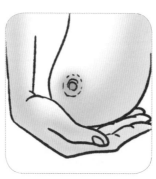

5 将乳房放在手掌上。

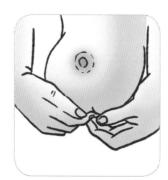

6 另一只手的小拇指放在乳房正下方，用力抬起。

胸部健美操，恢复乳房的挺拔和美丽

从产后第 4 周开始，新妈妈做做胸部健美操，有助于乳房恢复往日的挺拔和美丽。

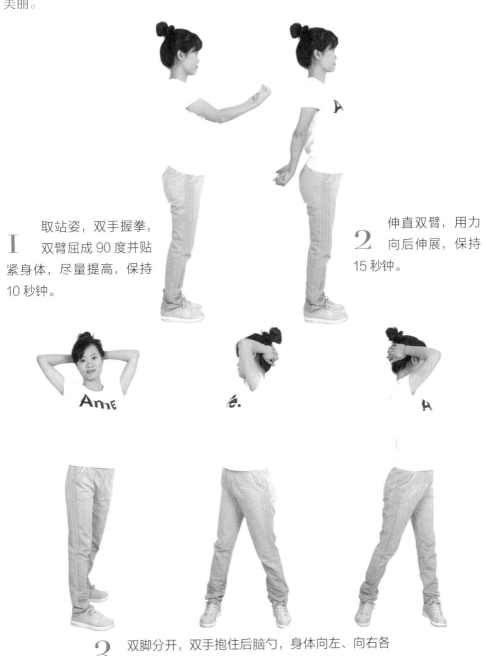

1　取站姿，双手握拳，双臂屈成 90 度并贴紧身体，尽量提高，保持 10 秒钟。

2　伸直双臂，用力向后伸展，保持 15 秒钟。

3　双脚分开，双手抱住后脑勺，身体向左、向右各转 90 度，重复做 20 次。

正骨盆、瘦腰腹

坐在椅子上就能正骨盆、瘦腰腹

下面这套椅上体操，不仅可以正骨盆，还有助于提高身体的代谢率而瘦腰腹。适宜顺产妈妈产后第2周进行。

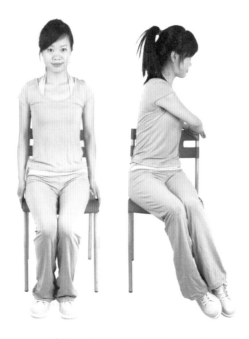

1 选择一个结实的靠背椅。挺直腰背，坐在椅面的 1/2 位置上，双腿并拢，双手自然下垂。

2 双腿逐渐向左倾斜，用腰腹力量使上半身向左转，双手自然抱住椅背，深呼吸3次。换方向再做。

轻刮、按摩三穴位，减少腹部脂肪

采用刮痧的方法，刮天枢穴、关元穴、气海穴，能够逐渐减少腹部脂肪，有效缩小腰围。适宜顺产妈妈产后第2周进行。

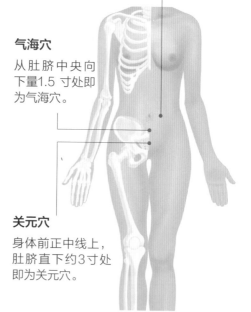

天枢穴
位于腹部，脐旁2 寸处，左右各一穴。

气海穴
从肚脐中央向下量1.5 寸处即为气海穴。

关元穴
身体前正中线上，肚脐直下约3寸处即为关元穴。

1 以肚脐为中心，按顺时针方向用刮痧板进行刮拭，力度均匀。

2 采用角揉法按摩天枢穴、关元穴和气海穴，力度要适中。每次15～20分钟。

骨盆操，正骨盆又瘦腰

及时锻炼骨盆，对新妈妈保持良好体形至关重要，顺产妈妈产后第2周、剖宫产妈妈产后第6周可以开始练习这套骨盆操。

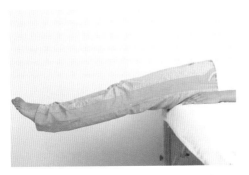

1 身体沿着床沿仰卧，臀部置于床沿，双腿伸直并悬空，双手把住床沿，防止身体滑落，保持10秒钟。

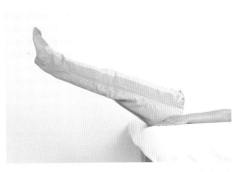

2 双腿合拢，慢慢向上抬起，注意膝盖不要弯曲。

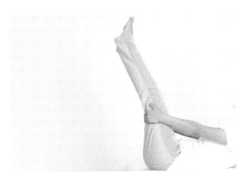

3 当双腿抬至身体上方时，双手扶住双腿，使之靠近腹部，双膝呈伸直状态，保持5秒钟。

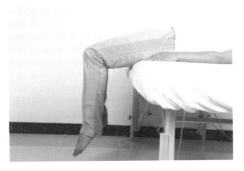

4 慢慢将双腿放下至着地，全身放松，保持10秒钟。

压腿、转臀运动，打造性感美臀

美臀坐垫，随时随地轻松美臀

美臀坐垫是根据人体工学而设计的，它能支撑骨盆、矫正坐姿，阻止臀部肌肉下垂和外扩，帮助塑造圆润翘臀。美臀坐垫虽然没有立竿见影的效果，但在享受舒服坐姿的同时，能帮你悄悄改变臀部线条。顺产妈妈第4周、剖宫产妈妈第6周可以开始使用。

前屈压腿，打造性感美臀

顺产妈妈第7周、剖宫产妈妈第9周可以开始练习。

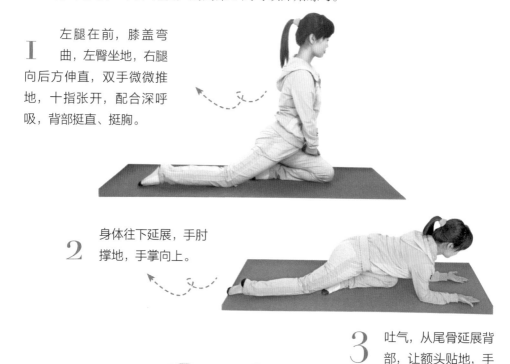

1 左腿在前，膝盖弯曲，左臀坐地，右腿向后方伸直，双手微微推地，十指张开，配合深呼吸，背部挺直、挺胸。

2 身体往下延展，手肘撑地，手掌向上。

3 吐气，从尾骨延展背部，让额头贴地，手掌向下，保持呼吸，停留1~2分钟后换边再做。

床上转臀运动，轻松打造坚实美臀

I 身体平躺，双脚合并，屈膝。双手自然放在地上，双膝向左下压地板，再向右下压地板。下压双膝时，脚尖应尽量定住不动，这样效果较佳。

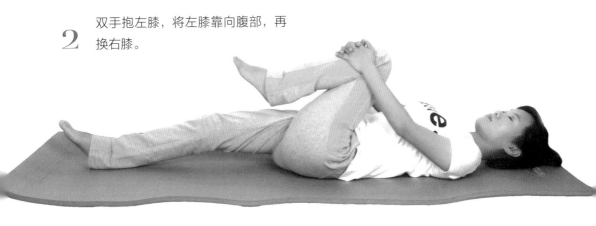

2 双手抱左膝，将左膝靠向腹部，再换右膝。

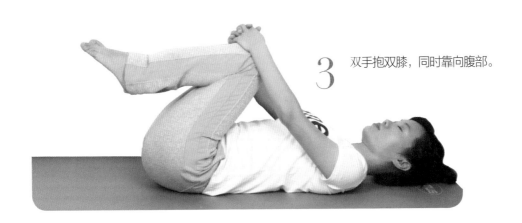

3 双手抱双膝，同时靠向腹部。

瘦腿

经络按摩，打造撩人细长腿

风市穴

位于大腿外侧中线上，站立时手臂下垂中指指尖所在位置。

弯曲拇指用指关节画圈按摩。

血海穴

位于大腿内侧，膝盖内侧向上二指宽位置处。

用拇指指腹画圈按摩。

足三里穴

位于膝盖外侧凹陷位置向下 3 寸处。

用拇指指腹向下按压，按压一次停留 10 秒左右。

承山穴

踮起脚尖时，小腿肚会有一块隆起的肌肉，肌肉正下方的凹陷处即为承山穴。

用拇指指腹向下按压，按压一次停留 5 秒左右。

阳陵泉穴

位于膝外侧腓骨小头部前下方凹陷处。

用拇指画圈按压式按摩。

梁丘穴

膝盖用力伸直，肌肉凸出处的凹陷中。

用拇指指腹画圈按摩。

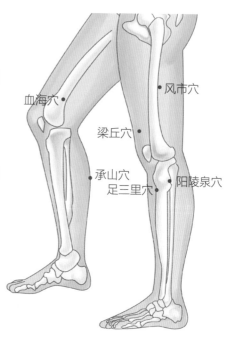

超简单瘦大腿，扶着椅子踢踢腿

找一个稳定性好的椅子，侧身站在椅子后面，用手扶稳椅背，身体向椅背一侧倾斜，同时抬起外侧的腿，用力绷紧脚尖来回甩腿 30 下，然后换腿重复动作。

这个动作特别适合家里空间小、运动地方有限的新妈妈。每天练 1 组，一个月就能看到效果——大腿瘦了几圈，而且从脚踝到大腿的肌肉会变得更紧实。

两个简单小动作，练出修长美腿

动作一：蹬腿运动，修炼纤腿

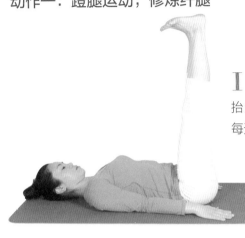

1 身体平躺在床上，双腿、双臂自然伸直。双腿向上慢慢抬起，放下。抬起时不可太用力。每天2次，每次2~5分钟。

2 身体平躺在床上，双腿交替抬起，使腿和身体成直角，然后放下。重复10次。

动作二：盘腿前弯式美腿法

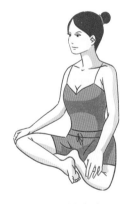

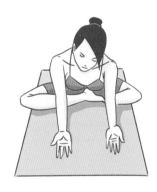

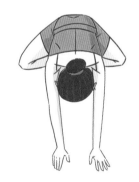

1 双腿自然盘坐，双手放在膝盖上。

2 双腿盘坐，上身前倾，手肘撑地，掌心朝上，吐气，十指自然张开。

3 身体进一步向前倾，让额头贴在地面上，深呼吸，保持此动作1~2分钟。

美肤

吃出水润白嫩好肌肤

维生素 C 和维生素 E 完美组合，防衰老、润泽肌肤

维生素 C 是一种抗氧化剂，有美白、抗衰老的作用，能帮助抵御紫外线损害，还能淡斑、锁水、保湿，使皮肤具有弹性。维生素 E 是一种强抗氧化剂，能保护肌肤免受自由基的损伤，延缓皱纹产生，还能有效抵制脂褐素的沉积，使皮肤保持白皙。产后新妈妈适当多食用一些富含维生素 C 和维生素 E 的食物，如樱桃、草莓、木瓜、猕猴桃、橙子、白菜、芥蓝、菜花、黑芝麻、核桃等，对于保养肌肤有很大的帮助。

多吃含铁的食物，肌肤红润有光泽

铁是构成血红素的主要成分之一，血红素具有保持皮肤红润的作用，因此新妈妈的膳食中富含铁元素的食物必不可少，如动物肝脏、动物血、海带、芝麻、黑豆、绿叶蔬菜等。

自制番茄面粉面膜，润白肌肤、细致毛孔

给新妈妈介绍一款简单又好用的天然自制面膜——番茄面粉面膜。番茄含有维生素 C，是美白佳品；面粉可以去除肌肤中的污垢，使肌肤更有效地吸收营养；两者合用，不仅可以嫩白肌肤，还能细致毛孔。

配方：番茄 1 个，面粉少许。
制作：番茄洗净，去皮后榨汁，在番茄汁中加入面粉调匀即可。
用法：洁面后将番茄面膜均匀涂在脸上，避开眼唇周围的皮肤。15 分钟后用温水洗净，每周使用 3 次。
适宜人群：适宜油性皮肤；番茄对皮肤有一定刺激性，敏感性皮肤慎用。

正确洗脸，让毛孔畅通无阻

产后新妈妈脸上都会出现一些妊娠斑等，这让很多妈妈非常烦恼，那么到底该如何洗脸才能让面部皮肤光滑细腻呢？正确洗脸不仅能充分发挥护肤品的功效，还能舒张毛孔，保持皮肤弹性。

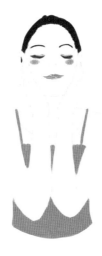

1 温湿脸部。温水润湿脸部，保证毛孔充分张开。

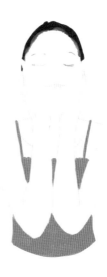

2 全脸按摩。取硬币大小的洗面奶，在手心充分揉搓出泡沫。把泡沫涂在脸上后打圈按摩，照顾到额头、眼窝、T字区、下巴、两颊。由下而上、从里向外按摩，沿着肌肤纹理，用力均衡。不要太用力，避免产生皱纹。

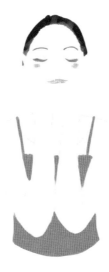

3 冲洗干净。用清水反复冲洗几次，彻底清除泡沫。不要使劲揉搓，否则会让毛孔变得粗大。

按摩脸部，活肤嫩肤

每天抽出几分钟时间做脸部按摩，可以有效提拉面部线条，使面部皮肤保持紧致，让新妈妈看起来青春洋溢。

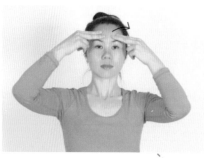

1 双手压在眉峰上，右手静止不动，左手以画圆圈的方式从眉峰向耳部按摩，反复按摩 2 分钟，再按另一侧。

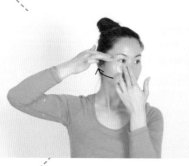

2 双手放在眼角下方，左手静止不动，右手由眼睛下方往太阳穴方向做提拉按摩，最后着重按压太阳穴，反复按摩 2 分钟，再按另一侧。

3 左手按在左眼角处静止不动，右手向额头方向提拉按摩，反复按摩 2 分钟，再按另一侧。

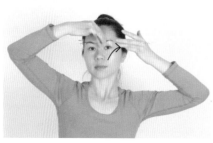

4 将右手放于下巴处，左手由下巴处向太阳穴以及耳朵方向进行提拉按摩，反复按摩 2 分钟，再按另一侧。

5 双手指腹按压在太阳穴以及耳朵的周围，缓缓向上提拉按摩。

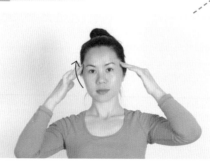

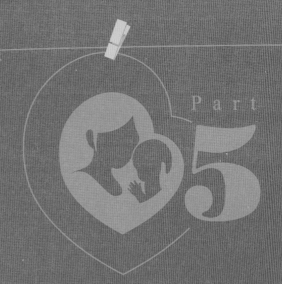

Part 05

对悄悄靠近的月子病
说"不"

产后恶露不尽

导致恶露不尽的主要原因

正常恶露一般 3~4 周会完全排尽，若过期仍淋漓不断，即称为"恶露不尽"。导致恶露不尽的原因有以下几点：

1	子宫收缩不良，子宫内膜有炎症等。
2	胎盘、胎膜等组织残留在子宫内排不出来。
3	一些药物引起的，如血管扩张剂。
4	不当食补，如过早服用过量的生化汤、过早食用麻油鸡等。
5	产后妈妈没有休息好，引起内分泌失调，使子宫内膜增生又剥落，造成阴道出血断断续续。
6	如果发生产褥感染，也会导致子宫内膜炎或子宫肌炎，导致恶露不尽。

改善恶露不尽的饮食原则

1 应选择活血化瘀的食物，如油菜、山楂、莲藕等。

2 血热、血瘀、肝郁化热的新妈妈，可以喝一些清热化瘀的蔬果汁，如藕汁、梨汁、橘汁、西瓜汁等。但要注意温热后饮用。

3 产后服用生化汤可活血散寒、祛瘀止血，帮助排出体内恶露。但要注意服用时间，通常产后第 3 天开始服用，服用 7~10 天即可。

恶露异常，需及时就医

恶露是产后妈妈身体恢复情况的晴雨表，所以要学会观察自己的恶露，发现异常时，要及早就医。

1 如果产后 2~3 周，恶露仍然为鲜红色且量多，伴有恶臭，排出烂肉样或者胎膜样物，可能是子宫内残留有胎盘或胎膜，随时有大出血的危险，应立即就医。

2 产后妈妈有发热、下腹疼痛、恶露增多且呈混浊的土褐色并有臭味等，可能是发生感染，应立即就医。

改善食谱推荐

生化汤

材料 当归20克,川芎15克,炮姜、炙甘草各1克,桃仁(去皮、尖)10克。

调料 黄酒10克。

做法

将桃仁敲碎后与当归、川芎、炙甘草、炮姜一起放入锅中,加入黄酒和水(以没过药材为宜),煎成一碗。每天正餐前空腹喝50克。

功效 生血祛瘀,帮助排出恶露。一般顺产新妈妈在产后第2~3天可以饮用,剖宫产新妈妈则最好产后7天再开始饮用。事先咨询医生,不可乱用。一般连续服用7~10天。

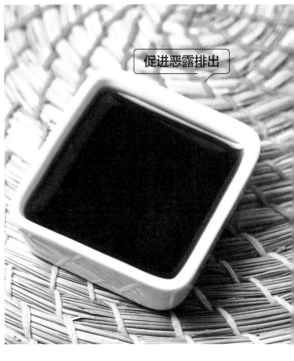

促进恶露排出

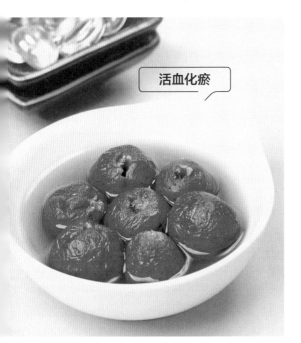

活血化瘀

山楂红糖水

材料 山楂120克。

调料 红糖适量。

做法

❶ 山楂洗净去核。

❷ 将山楂、红糖和适量清水放碗中,隔水蒸半小时即可。

功效 山楂能活血化瘀,是中医常用的活血通脉药物。红糖可化瘀生津、散寒活血、暖胃健脾、缓解疼痛。红糖以每天20克为宜,持续喝7~10天即可。

产后贫血

贫血的症状与诊断

产后新妈妈易患贫血，病情轻者，仅有面色苍白、头晕乏力、食欲缺乏等表现；病情较重者，则可出现面黄、水肿、全身乏力、头晕、心悸、呼吸短促、免疫力下降等症状。

一般医生会结合新妈妈出现的头晕、面色苍白、乏力等症状，通过抽血检测判断是否贫血。血常规检查中 Hb（血红蛋白，单位克／升）<110，则诊断为贫血。90 ≤ Hb<110 为轻度贫血；60 ≤ Hb<90 为中度贫血；30 ≤ Hb<60 为重度贫血。

通常情况下，贫血只是一个症状，不是单一的疾病，因此，需要先确定病因，才能进行有效治疗。急性大失血患者应积极止血，同时迅速恢复血容量，并输红细胞纠正贫血。营养性贫血，可以通过补充缺乏的营养物质进行治疗。

营养性贫血的调养

1. 多吃补血食物

新妈妈平时要多吃些富含蛋白质、铁、铜、叶酸、维生素 B_{12} 的食物：动物肝脏不仅含铁量高，而且吸收也好，如猪肝、鸡肝、牛肝、羊肝等。

吃些黄绿色的蔬菜，这些蔬菜富含铁质、维生素 C 和叶酸，如菠菜、胡萝卜、西蓝花等，经常食用这些食物有利于促进造血。

2. 搭配维生素 C，提高对铁的吸收

维生素 C 可以帮助铁质的吸收，有助于改善新妈妈贫血症状。富含维生素 C 的食物有菠菜、西蓝花、鲜枣、猕猴桃等。

3. 维生素 B_2 有助于预防贫血

维生素 B_2 又称核黄素，可以促进铁吸收、防贫血。维生素 B_2 广泛存在于奶类、蛋类、动物内脏、粗粮中。

重度贫血的应对

如果新妈妈是重度贫血，应在医生的指导下服用铁剂。也可以吃孕期剩下的铁剂，但不要吃过保质期的铁剂。必要时应及时住院输血治疗。

此外，通过服用铁剂治疗贫血时，不要在贫血症状改善后马上停止服用，而应该再继续服用6~8周，使身体里储存的铁得到补充。

改善食谱推荐

麻油猪肝

材料　猪肝100克，香油30克，米酒60克。

调料　姜片5克。

做法

① 猪肝洗净，切片。

② 锅内倒香油烧热，放入姜片，转小火爆香至姜片皱褐而不焦黑，再转为大火，放入猪肝片炒至变色。

③ 最后放入米酒煮开关火，趁热食用。

功效　猪肝富含铁、铜、叶酸等，可辅治贫血，适合贫血的新妈妈食用。每月食用2~3次即可。

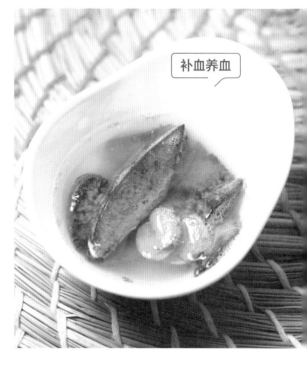

补血养血

促进铁吸收

西芹猕猴桃汁

材料　猕猴桃150克，西芹50克。

调料　蜂蜜适量。

做法

① 西芹洗净，去叶，切小段；猕猴桃去皮，切丁。

② 将上述食材放入果汁机中，加入适量饮用水搅打，打好后调入蜂蜜，温热后饮用。

功效　西芹富含膳食纤维，猕猴桃中维生素C的含量很高，这款蔬果汁不仅可以促进铁质吸收，还可以维持肠道健康。

产后抑郁情绪

产后抑郁情绪容易被忽视

新妈妈由于产后生理和内分泌的变化。加之身份的转变，若调适不好很容易患产后抑郁。患有产后抑郁的新妈妈多会感到不安、伤心、焦躁、失落、易怒、敏感、注意力不集中，觉得自己很委屈，对自己的能力和生活产生质疑，严重时还会出现不思饮食、心悸、出汗、头晕、失眠，甚至有自杀倾向。

然而，产后抑郁往往容易被新妈妈自己、家人所忽视，常常误以为这是产后虚弱等因素所致。因此，新妈妈要及时反思、调整心态，家人也要多留心观察新妈妈的心理变化。

产后抑郁情绪的自我调节

1 转移注意力。平时做一些自己喜欢的事情，把注意力从不愉快的事情上转移开。

2 沟通交流。和已经生育过的朋友交流经验，参加一些产后运动训练课程，或者将自己的情况如实告诉家人，让家人了解你最需要什么。勇于寻求和接受帮助，是解决产后抑郁的积极方式。

3 行为调整。适当进行一些放松活动，如深呼吸、散步、打坐、冥想、听舒缓的音乐等。

4 自我实现。生儿育女只是女性自我实现的一种方式，但不是唯一的方式，所以不要忘了还有其他自我实现的潜力和需要。趁着休产假可以关注一下自己擅长的兴趣爱好，提高自己的综合修养。

改善抑郁情绪的饮食原则

中医认为，抑郁情绪主要为肝火旺盛、气血凝滞所致，可以多喝一些清热去火的粥，如苦瓜粥、百合枸杞粥等。

多食 B 族维生素含量丰富的食物。B 族维生素是调节身体神经系统的重要物质，也是构成神经传导的必需物质，能够有效改善心情低落、全身疲乏、食欲缺乏等症状。鸡蛋、深绿色蔬菜、牛奶、谷类、芝麻等都是不错的选择。

多吃富含钾离子的食物，如香蕉、瘦肉、坚果类、绿色蔬菜等，这些食物有利于稳定血压和情绪。

> **Tips**
>
> **家人要多关心高龄妈妈**
>
> 有的高龄妈妈会因奶水不足、身体恢复慢等而焦虑，容易引起抑郁。家人一定要多加关心、安慰，要用贴心的呵护帮助新妈妈度过产后这段最敏感的时期。

改善食谱推荐

香蕉粥

材料 大米 30 克，香蕉 1 根。

调料 冰糖 5 克。

做法

❶ 大米淘洗干净，用水浸泡半小时；香蕉去皮，切丁。

❷ 锅置火上，倒入适量清水烧开，倒入大米，大火煮沸后转小火煮至米粒熟烂，加香蕉丁煮沸，放入冰糖煮至化即可。

功效 香蕉具有"快乐水果"的美誉，它含有的色氨酸、钾等成分，可以缓解紧张、减轻压力，进而消除抑郁情绪。

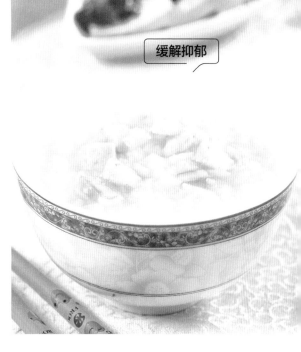

缓解抑郁

莲子红枣银耳汤

材料 干银耳 4 朵，干莲子 10 克，红枣 5 颗。

调料 冰糖适量。

做法

❶ 干银耳用清水泡发，洗净，去蒂，撕成小朵；干莲子洗净，用清水泡透，去心；红枣洗净。

❷ 砂锅倒入适量温水置火上，放入银耳、莲子、红枣，倒入没过锅中食材三指的温水，大火煮开后转小火煮 1 小时，加冰糖煮至化即可。

功效 红枣银耳莲子汤是传统的滋补月子餐，能清心除烦、安神解郁、养颜润肤。

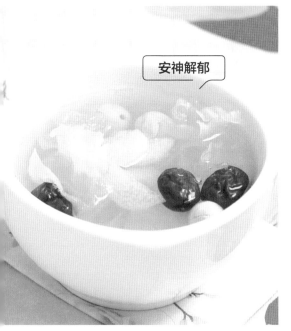

安神解郁

产后失眠

产后为什么容易失眠

　　分娩后，新妈妈由于精神紧张、兴奋、抑郁、焦躁、烦闷、体内激素水平变化等因素，很容易导致失眠。有的新妈妈因发生产褥期感染或大出血等，可能出现精神方面的异常改变，比如情绪不稳、烦躁不安、失眠多梦等。新妈妈夜间频繁哺乳，也是导致产后失眠的重要原因。此外，晚餐过饱、睡前喝茶和咖啡等不良生活习惯也会造成失眠。

睡前助眠食疗方

1	红枣、大米同煮粥食用，每晚适量食用，催眠作用很好。
2	莲子 300 克，用清水浸涨，去衣去心，盛于大碗里，加水浸没，上屉，用大火蒸约 1 小时至莲子酥烂；另取一锅置火上，倒入已蒸酥的莲子和适量水煮沸。每晚服用，帮助睡眠。
3	一杯酸奶，一根香蕉，每晚睡前食用。既有助于改善睡眠，又可催乳。
4	小米 100 克，加水煮成粥，加白糖适量调服，睡前半小时进食一小碗，有良好的促眠作用。

适量锻炼有助于安睡

　　白天天气好的时候，可以到户外散散步，调节身心的同时，还能促进血液循环，产生适当的疲劳感，更利于睡眠。

　　睡前做些舒缓运动有助于改善睡眠、提高睡眠质量。最佳的锻炼时间是睡前 2 小时左右，这样既不会使人太过兴奋，又有利于安然入睡。建议睡眠质量差的新妈妈每天至少保证半小时的运动时间。

改善食谱推荐

百合双豆甜汤

材料 绿豆、红豆各50克,鲜百合80克。

调料 冰糖适量。

做法

1. 绿豆、红豆分别洗净,用清水泡8~10小时;百合掰片,用清水洗净。
2. 锅置火上,把泡好的绿豆、红豆放入锅内,加适量清水大火煮开,改小火煮至豆子软烂,再放入百合和冰糖稍煮片刻,搅拌均匀即可。

功效 百合有助于改善失眠多梦、精神恍惚,与红豆、绿豆搭配食用,还有助于通乳、解毒。

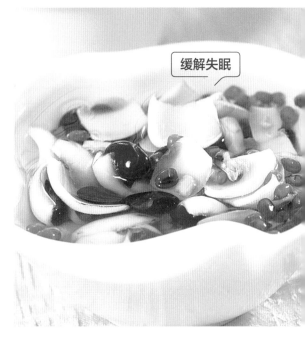

缓解失眠

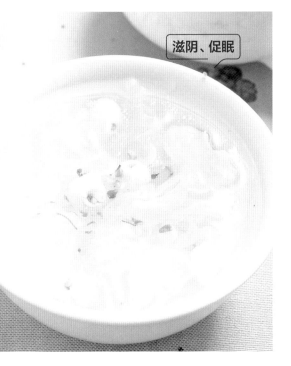

滋阴、促眠

冰糖银耳莲子汤

材料 去心莲子60克,干银耳15克。

调料 冰糖10克。

做法

1. 莲子泡发后用温水洗净,倒入碗中,加入沸水没过莲子,上屉蒸40分钟,取出备用。
2. 银耳用温水泡软,待其泡发后,去蒂、洗净,撕成朵,上屉蒸熟备用。
3. 锅中倒入适量清水,加入冰糖烧沸,将浮沫撇净,放入银耳烫一下。将银耳捞入碗中,然后将蒸熟的莲子沥去原汤后放在汤碗中,将冰糖汤倒入碗中即可。

功效 滋阴润肺、安神助眠,睡前食用可有效提高睡眠质量。

产后水肿

产后水肿跟哪些因素有关

孕晚期，有的孕妇会因子宫变大，压迫下肢静脉，影响了血液循环而引起水肿，有些在产后坐月子期间还无法消退。

新妈妈由于内分泌系统受怀孕的影响，身体水分代谢出现变化，出于一种生理的特殊需要，使多余的水分潴留体内，表现为水肿，典型症状就是下肢水肿。

中医则认为，产后水肿是因为肺、脾和肾等脏腑的功能障碍，导致体内水分潴留。怀孕期间孕妈妈多吃少动，脏腑功能本身就被抑制，加上分娩后气血损耗，运化水分的功能进一步下降，这时多余的水分就不容易被代谢出去。

泡脚缓解水肿

中医认为，产后水肿是因为某些脏腑的功能障碍造成的，一般会涉及肺、脾和肾三脏，可分为脾胃虚弱造成的水肿和肾气虚弱造成的水肿。

因为人体的 6 条主要经络，膀胱经、胃经、胆经的终止点，脾经、肝经、肾经的起始点都在脚上。新妈妈每天晚上泡泡脚，也等于刺激了这 6 条最主要的经络，有助于改善脏腑功能、促进血液循环，缓解产后水肿。注意泡脚后要及时擦干，保暖，避免受风。

按摩双腿，缓解水肿

新妈妈可以通过按摩双腿来减轻水肿。具体方法：用两只手捏住小腿肚的肌肉，一边捏一边从中间向上下按摩，不断改变按捏的位置，重复做 5 次。

两手一上一下握住小腿，像拧抹布一样拧小腿肚肌肉，从脚踝开始往膝盖处拧，重复做 5 次。

两手握住小腿，大拇指按住小腿前面的胫骨，从上往下按摩，重复 3 次。

缓解水肿的饮食原则

清淡饮食，不要吃过咸的食物，少吃或不吃难消化和易胀气的食物，这些食物会引起腹胀，使血液回流不畅，加重水肿；虽然不必控制饮水量，但睡前尽量不要喝太多水；不要吃过多补品，以免加重肾脏的负担。

改善食谱推荐

虾仁黄瓜粥

材料 黄瓜 150 克，净虾仁、大米各 50 克，蘑菇 20 克。

调料 鸡汤、盐各适量。

做法

1 黄瓜洗净，切丁；大米淘洗干净，用水浸泡 30 分钟；蘑菇洗净，切粒；虾仁滑熟，捞出。

2 锅内加鸡汤和适量清水烧沸，放大米，烧开后转小火熬煮 10 分钟，加黄瓜丁、蘑菇粒煮至粥熟，加虾仁、盐即可。

功效 黄瓜有清热化痰、利尿消肿的功效，虾含优质蛋白质。二者搭配做粥，帮助新妈妈消水肿、补充蛋白质。

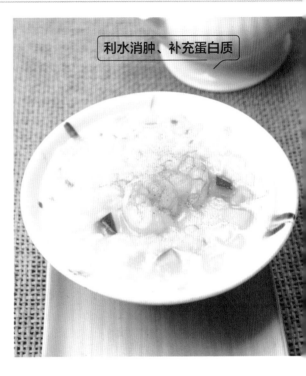

利水消肿、补充蛋白质

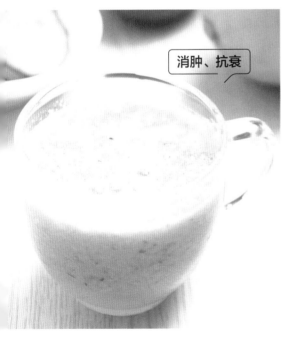

消肿、抗衰

黄瓜猕猴桃汁

材料 黄瓜 100 克，葡萄柚 150 克，猕猴桃 50 克，柠檬 50 克。

做法

1 黄瓜洗净，切小块；猕猴桃洗净、去皮，切小块；葡萄柚、柠檬各去皮和子，切小块。

2 将上述材料和适量饮用水一起放入果汁机中搅打匀即可。

功效 黄瓜可利水消肿，搭配富含维生素 C 的猕猴桃和葡萄柚，还能抗衰老、美白肌肤。但注意最好温热后饮用。

乳头皲裂

乳头皲裂是哺乳期女性常见的一种症状，表现为在乳头部位出现放射状或细小的裂口，伴有疼痛。乳头疼痛会影响哺乳，致使乳汁减少或乳汁淤积，还可能导致细菌侵入，引起乳腺炎。

乳头皲裂的两大原因

1	哺乳时，新妈妈只让宝宝含住乳头，未含住大部分乳晕。当宝宝长时间吸吮，娇嫩的乳头表皮很容易破损，久而久之就会出现细小的裂隙，即乳头皲裂。
2	有些新妈妈因乳汁分泌过多，乳头皮肤长期受到浸渍，也可引起乳头糜烂。因此，应注意乳房护理，勤换内衣，保持乳头干燥，哺乳后穿戴大小合适的内衣，使用乳头保护罩以利于空气流通和皮损的愈合。

用乳头保护罩缓解哺乳疼痛

乳头保护罩是一种硅胶制成的柔软套子，可以盖住乳头和乳晕，宝宝通过套子吸奶，帮助缓解乳头皲裂的妈妈哺乳时的疼痛感。使用时先用卫生棉球清洁乳头及乳晕，在乳头保护罩内滴入少许母乳，把乳头保护罩贴合在乳头上，用手压住四周，再让宝宝吸吮。

涂乳头霜促进伤口愈合

平时可以擦拭一些乳头霜来滋润乳头，防止皲裂症状加重。可先用温水洗净乳头的破裂处，取适量乳头霜，涂抹在乳头皲裂处，每天 3 次，连用 3 天。但一定要在宝宝吃奶时用温水洗掉。

养成良好的哺乳习惯

新妈妈要养成良好的哺乳习惯。每次哺乳时间以不超过 30 分钟为宜，这样可防止乳头长时间被浸泡在宝宝口腔中，引发乳头皮肤损伤，而且可避免口腔中的细菌感染乳房。

此外，新妈妈尽量不要让宝宝边吃奶边睡觉，每次喂奶前先做乳房按摩，先喂没有皲裂的一侧，再喂有皲裂的一侧，保持正确的哺喂姿势。

改善食谱推荐

番茄炒蛋

材料 番茄 250 克，鸡蛋 2 个。

调料 葱花、白糖各 5 克，盐 2 克。

做法

① 将番茄洗净，切小块；将鸡蛋打散。

② 将锅置于火上，放油烧热，倒入蛋液炒熟，盛出。

③ 锅中留底油烧热，爆香葱花，放入番茄块翻炒片刻，放入白糖、盐和炒好的鸡蛋，炒匀即可。

功效 番茄富含维生素和矿物质；鸡蛋富含优质蛋白质。二者搭配，可促使乳头破损部位的恢复，提高免疫力。

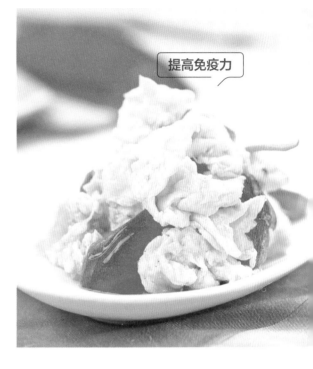

提高免疫力

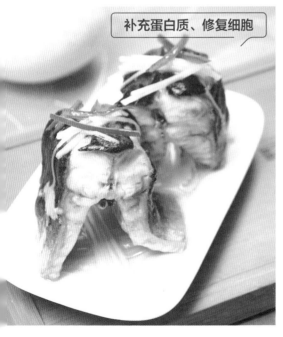

补充蛋白质、修复细胞

三丝蒸白鳝

材料 鳝鱼 300 克，红甜椒 30 克。

调料 姜丝、葱丝、盐、生抽、料酒各适量。

做法

① 将鳝鱼处理干净，切段，加入盐、料酒、姜丝、生抽腌 20 分钟；红甜椒洗净，切丝。

② 将腌好的鳝段放在盘内摆好，底下垫一些葱丝，再摆上姜丝、红甜椒丝，淋少许植物油。

③ 将鳝段放入开水锅中，隔水蒸 8 分钟即可。

功效 鳝鱼可补血补气、祛除风湿，促进细胞组织更新和修复。

产后乳腺炎

产后为什么会发生乳腺炎

　　产后乳腺炎多表现为急性乳腺炎，常发生于哺乳期，所以又叫哺乳期乳腺炎。乳腺炎的发病早期为乳汁郁结期，表现为乳汁排出不畅，乳房内出现界限不明显的硬块，并有搏动性疼痛和压痛，局部表面颜色不变或略发红。中期肿块逐渐增大变硬，疼痛加重，多为搏动性跳痛，乳房局部皮肤发红、灼热。后期脓肿形成并伴有高热，即有乳汁伴脓液混合流出。如果得不到及时治疗，不仅会对新妈妈的乳房造成严重伤害，还会影响宝宝的哺喂。

适当热敷和按摩

　　新妈妈在喂奶之前，可先用热毛巾湿敷乳房，然后给宝宝喂奶。毛巾变凉后，将其取下，接着用手指从肿块向乳头方向按摩，可以帮助疏通乳腺管。此外，还应经常变换喂奶姿势，促使乳汁从乳房的各个部位流出，以保证乳腺的全方位畅通。

　　按压梁丘穴，可缓解乳腺炎疼痛。新妈妈取坐位，下肢用力蹬直，髌骨外上缘上方三指左右的凹陷处就是梁丘穴。可用两手拇指指腹分别按压两侧梁丘穴3~5分钟，效果良好。

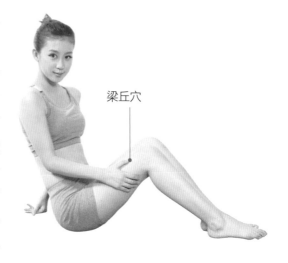

梁丘穴

防治产后乳腺炎的饮食原则

1 饮食宜清淡而富于营养，宜多吃具有清热消肿作用的蔬果，如番茄、菠菜、丝瓜、黄瓜、绿豆、鲜藕、金橘等。海带具有软坚散结的作用，也可适当多吃。

2 避免摄入过多的油脂。新妈妈不要无节制地进补高蛋白、高脂肪的食物，以免哺乳初期分泌过多的乳汁，而宝宝又吃不完，很容易导致乳腺管阻塞，引发乳腺炎。

3 乳腺炎的化脓期应不吃有下奶作用的荤腥汤水，忌食辛辣、刺激、油腻之品，以免加重病情。

改善食谱推荐

荸荠绿豆粥

材料 荸荠 150 克，绿豆 40 克，大米 40 克。

调料 冰糖 5 克，柠檬汁 20 克。

做法

1. 将荸荠洗净，去皮切碎；将绿豆洗净，浸泡 4 小时后蒸熟；将大米洗净，浸泡 30 分钟。
2. 将锅置于火上，倒入荸荠碎、冰糖、柠檬汁和清水，煮成汤水。
3. 另取锅置于火上，倒入适量清水烧开，加入大米煮熟，加入蒸熟的绿豆稍煮，倒入荸荠汤水搅匀即可。

功效 荸荠有清热利水的作用；绿豆可清热解毒，止渴消暑。

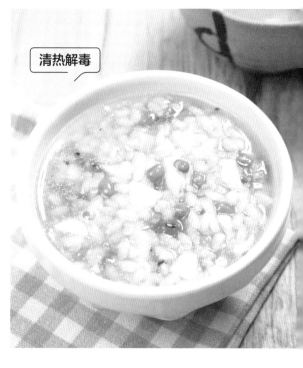

清热解毒

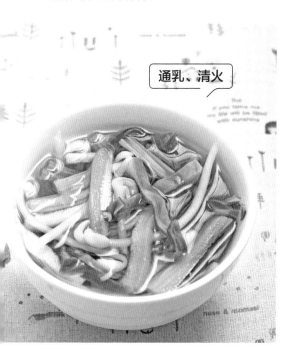

通乳、清火

原味蔬菜汤

材料 黄豆芽、紫甘蓝各 100 克，丝瓜、西芹各 50 克。

做法

1. 将黄豆芽洗净，掐去根部；将紫甘蓝洗净，切丝；将丝瓜洗净，去瓤，切成小条；将西芹洗净，切段。
2. 将所有蔬菜放入锅中，加入适量水煮熟即可。

功效 丝瓜有凉血解毒、通经络、利血脉的功效，能疏通乳腺。原味蔬菜汤不添加任何调料，味道清淡，可以当茶喝，能为新妈妈补充维生素和矿物质。

产后腰背痛

产后腰背痛的原因

  妈妈生产后，如果出现生理性缺钙、劳累过度、喂奶姿势不当、寒湿侵袭、子宫脱垂、避孕方法不当、不注意休息、活动过量及腰骶部先天性疾病等原因，都可能会引发产后腰背痛。

  此外，妈妈分娩后内分泌系统尚未完全恢复，骨盆韧带还处于松弛状态，腹部肌肉也因为分娩而变得较为松弛；加上产后照料宝宝要经常弯腰，或恶露排出不畅引起血瘀盆腔等，也易引发产后腰背痛。

产后腰背痛的预防

1 采取正确的哺乳姿势。只要是让腰部感觉轻松、舒适的姿势都可以。

2 保证充足的睡眠，活动要适度。

3 避免久坐。久坐使腰背持续保持固定姿势，椎间盘和棘间韧带长时间处于一种紧张僵持状态，就会导致腰背僵硬酸胀疼痛，或俯仰转身困难。

4 适量补钙。如果引发新妈妈腰痛的原因是缺钙，应多吃富含钙的食物，或适量服用一些钙剂。

缓解产后腰背痛的小运动

1 常做伸展腰部等动作锻炼腰部肌肉，每天做做提肛收腹动作锻炼盆底肌肉，还可以做背部理疗或按摩，放松肌肉。

2 加强腹部肌肉的练习，让松弛的腹部尽早复原。

3 适当做转腰动作，进行腰椎的稳定性训练，以帮助恢复腰椎正常曲度（腰肌疲损者最好在专业医师指导下锻炼）。

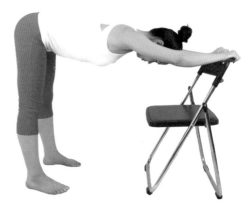

平时可以利用折叠椅来帮助腰背伸展：将椅子靠墙固定放好，双脚分开站立，与肩同宽，双手支撑在椅面，伸展腰背部。

改善食谱推荐

当归羊肉汤

材料　羊肉 300 克，当归片 10 克。

调料　姜片、盐各适量。

做法

❶ 羊肉剁成小块，洗净。

❷ 羊肉块入沸水中焯烫一下，捞出，用清水洗净。

❸ 锅中倒入适量水，放入羊肉块、当归片、姜片，大火烧开后改小火炖至肉烂，加盐调味即可。

功效　羊肉可益气补血、温中散寒、补肾壮阳；当归是补血圣药，还能调节子宫平滑肌。二者搭配可强腰固肾、促进血液循环。

固肾强腰

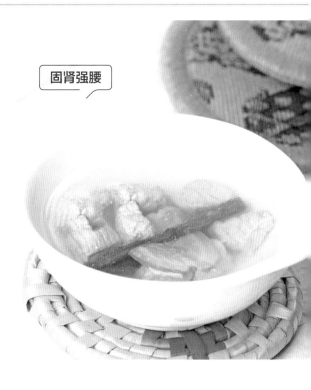

滋阴补肾

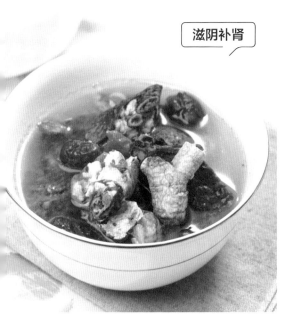

花旗参乌鸡汤

材料　乌鸡 500 克，枸杞子 10 克，花旗参 5 克，红枣 4 颗，桂圆 2 颗。

调料　姜片、盐各适量。

做法

❶ 乌鸡洗净，切块，焯水；枸杞子、花旗参、红枣、桂圆分别洗净。

❷ 瓦罐中倒入适量清水，放入乌鸡块、枸杞子、花旗参、红枣、桂圆、姜片，大火煮开后转小火炖 2 小时，调入盐即可。

功效　乌鸡具有滋阴补肾、补血养血的功效，与花旗参搭配，这款汤还能清热解毒、补心益气。

产后尿失禁

产后为什么会尿失禁

有些新妈妈产后可能会出现尿失禁，每次咳嗽、大笑时，都会有尿液漏出来，或者每次排尿总感觉排不干净。尿失禁是由于怀孕、生产过程中损伤了膀胱周围的支撑组织，导致尿液固摄功能下降而引起的。

缩肛运动改善尿失禁

缩肛运动就是有规律地往上提收肛门，然后放松，通过一提一松的运动锻炼盆底肌肉，可改善尿失禁，还能促进局部血液循环，预防痔疮。收缩、放松肛门，每次 3 秒，重复 10 次，此为一组。可以用坐位、站立、躺下三种不同的体位分别做一组，每天至少练习 2 次。

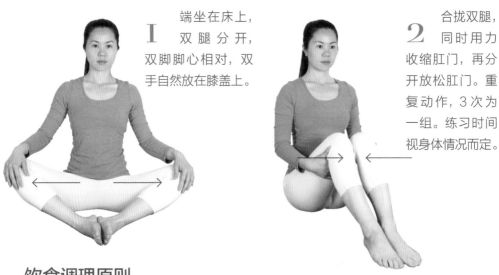

1 端坐在床上，双腿分开，双脚脚心相对，双手自然放在膝盖上。

2 合拢双腿，同时用力收缩肛门，再分开放松肛门。重复动作，3 次为一组。练习时间视身体情况而定。

饮食调理原则

1 多吃新鲜蔬菜、水果，以改善便秘，减轻腹压对盆底肌肉的压力，缓解尿失禁。

2 适量吃些黄芪。黄芪有补中益气、补气升阳的作用，可益肾固精，缓解尿失禁症状。用黄芪做粥给新妈妈食用，效果较好。

改善食谱推荐

京葱海参

材料　水发海参 400 克，葱白 50 克，枸杞子 5 克。

调料　葱油 10 克，姜片 5 克，料酒、酱油各 15 克，盐 3 克，葱姜汁、水淀粉各适量。

做法

❶ 水发海参洗净，焯烫，捞出；葱白洗净，切段，炸香。

❷ 锅中倒葱油烧热，加酱油、料酒、葱姜汁、姜片、枸杞子、海参炖 10 分钟，加葱白段、盐，用水淀粉勾芡即可。

功效　海参具有滋阴补肾、壮阳益精、补血调经的作用，可用于小便频数、虚弱胆怯等症。

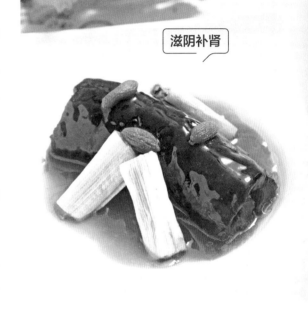

滋阴补肾

缓解尿频

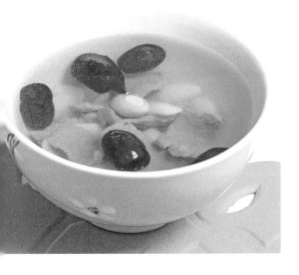

百合白果牛肉汤

材料　牛肉 200 克，白果 15 克，百合 20 克，红枣 5 颗。

调料　盐 4 克，姜片、香油各适量。

做法

❶ 牛肉洗净，切薄片，焯烫；白果去壳，用水浸去外层薄膜，洗净；百合洗净，泡软；红枣洗净，去核。

❷ 汤锅内倒入适量清水烧沸，放入红枣、白果和姜片，用中火煲至白果将熟，加入牛肉片、百合，继续煲至牛肉片熟软，加盐调味，淋入香油即可。

功效　百合清心安神，牛肉益气血。这道汤有助于改善产后气血两亏、尿失禁、尿频症状，还可强筋骨、缓解失眠。

产后尿潴留

产后尿潴留的原因

新妈妈在分娩后甚至月子中不能正常排尿，但膀胱处于充盈状态，就有可能患上了尿潴留。造成尿潴留的原因可能是产程太长，胎头压迫膀胱而使膀胱内膜水肿、充血，暂时失去收缩力；或者因为会阴伤口疼痛，引起尿道括约肌反射性痉挛而造成排尿困难等。尿潴留有完全性和部分性两种，但都会影响子宫收缩，导致阴道出血量增多，还会造成产后泌尿系统感染，给新妈妈带来巨大的痛苦，所以应及时治疗。

听流水声促使排尿发生

新妈妈如厕时可以打开一旁的水龙头，听听流水声，利用条件反射破坏排尿抑制，让新妈妈产生尿意，促进排尿发生。

开水熏会阴

在临时坐便器（药店有售）倒入热水，水温控制在 50 ℃ 左右，然后坐在上面，让热蒸汽充分熏到会阴部，每次 5~10 分钟。这种方法可以促进膀胱肌的收缩，有利于排尿。临时坐便器较矮的话，可以放在小凳子上。

局部热敷促排尿

用热水袋热敷小腹部，冷却后加热再敷，有利于排尿。

穴位按摩防治产后尿潴留

按摩关元穴能促进尿液排出，预防产后尿潴留的发生。按摩时以关元穴为圆心，用手掌做逆时针及顺时针方向摩动 3~5 分钟，然后随呼吸按压关元穴 3 分钟。

按摩气海穴能辅助治疗产后小便不利等症状。按摩时用拇指或食指指腹按压气海穴 3~5 分钟，力度适中。

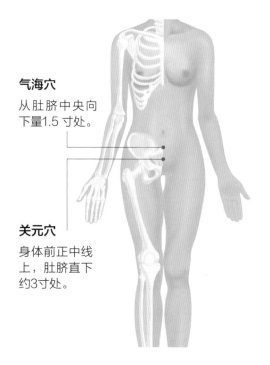

气海穴
从肚脐中央向下量1.5 寸处。

关元穴
身体前正中线上，肚脐直下约3寸处。

改善食谱推荐

薏仁酸奶

材料　薏米 50 克，原味酸奶 200 克。

做法

① 薏米淘洗干净，加水浸泡 2 小时，放入锅中煮至软烂。

② 将煮好的薏米捞出，凉凉。

③ 将薏米和酸奶全部放入搅拌机中，搅拌均匀即可。

功效　薏米有健脾利湿的功效，可以促进水分的新陈代谢，有利尿消肿的作用，搭配酸奶，还能润肠通便。

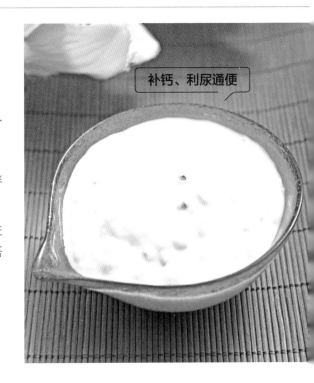

补钙、利尿通便

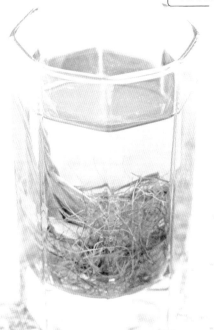

利尿消肿

玉米须苦丁茶

材料　苦丁茶 2 克，干玉米须 10 克。

做法

用开水冲服，每日早晚饮用。

功效　有利尿作用，适合水肿、高血压、肥胖患者。

产后便秘

产后为什么会便秘

产后妈妈经常会出现便秘，可能会引起产后疼痛，甚至诱发痔疮，所以预防和调理产后便秘是非常重要的。而引起产后便秘的主要原因有以下几点：

1	妊娠期子宫不断增大，使腹部过度膨胀，造成产后腹直肌、盆底肌松弛，导致排便无力。另外，产后体质虚弱或手术后有伤口，都容易造成排便力量减弱。
2	月子期胃肠功能减弱，肠蠕动减慢，肠内容物在肠内停留时间长，使水分过度吸收造成大便干结。
3	月子期卧床时间多，活动量减少，影响直肠蠕动，导致便秘。
4	饮食结构不合理，过分注重产后补养，大鱼大肉吃得多，蔬菜、水果吃得少。

如何应对产后便秘

1 注意调整膳食结构。每日进餐要粗细粮搭配，做到主食多样化。注意荤素结合，在吃肉、蛋等食物的同时，也要摄入富含膳食纤维的绿叶蔬菜和水果。适当食用豆类、红薯、土豆等产气食物。

2 进行适当的活动，不要久卧不动。产后新妈妈不要长时间卧床，而应适当增加活动量，以促进肠蠕动，缩短食物滞留肠道的时间。

3 多喝水。可在清晨起床后空腹喝一杯温水（水温不宜超过60℃）以刺激肠道蠕动，从而促进排便。

4 注意养成并保持每日定时排便的习惯。

谷豆类	玉米、小米、芝麻、绿豆、紫米、燕麦等
水果类	苹果、猕猴桃、菠萝、桃、鲜枣等
蔬菜类	芹菜、圆白菜、韭菜、莴笋、绿豆芽等

改善食谱推荐

芹菜肉丝粥

材料　大米、猪瘦肉各 50 克，芹菜 150 克。

调料　盐适量。

做法

❶ 大米淘净，加水煮粥；芹菜洗净，切成小段；猪瘦肉洗净，切成细丝，用盐腌渍。

❷ 大米煮熟后，放肉丝和芹菜段，小火煮5 分钟即可。

功效　芹菜富含膳食纤维，不仅可以起到缓解便秘的作用，还具有降血脂等功效。与瘦肉熬粥食用，还能补充蛋白质和锌、铁。

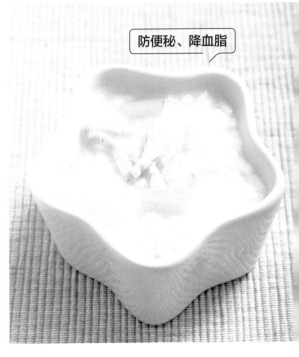

防便秘、降血脂

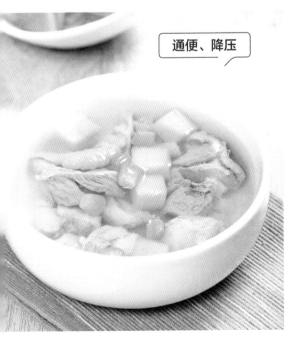

通便、降压

苹果玉米鸡肉汤

材料　苹果、鲜玉米粒各 100 克，鸡胸肉80 克。

调料　姜片适量。

做法

❶ 鸡胸肉用热水焯一下，撕成条；苹果洗净，去皮去核，切块。

❷ 锅置火上，倒入适量清水，放入鸡条、玉米粒、苹果块和姜片，大火煮沸，再转小火煮 40 分钟即可。

功效　苹果、玉米都有润肠通便的作用，还有利于降血压。

产后痔疮

产后痔疮的原因

由于临产、分娩过程中，胎宝宝的头部会对直肠进行压迫，势必加重对痔静脉回流的影响，容易导致新妈妈痔疮。妊娠期已经患了痔疮的新妈妈，分娩后更容易加重痔疮。产后注意肛门保健和预防便秘是预防痔疮发生的关键。

早排便、早用开塞露

产后新妈妈要尽快恢复产前的排便习惯，一般产后3天内应有排便，每3天应该排一次大便，以防发生便秘。产后新妈妈不管大便是否干燥，第一次排便都可以用开塞露润滑粪便，避免撕伤肛管皮肤而发生肛裂。

按长强穴，促使痔静脉丛血流顺畅

长强穴位于尾骨端与肛门连线的中点处，新妈妈可以让家人帮忙用力按揉此穴，以有酸胀感为度，从而促进直肠收缩，使大便通畅。按揉此穴还能减轻盆腔压力，使痔静脉丛血流顺畅。

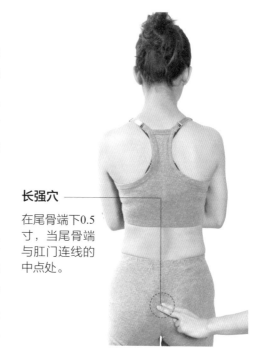

长强穴

在尾骨端下0.5寸，当尾骨端与肛门连线的中点处。

饮食调理缓解痔疮不适

1 多喝水。由于产后失血，肠道津液水分不足，容易造成便秘。所以新妈妈每天至少要喝8杯水（每杯200毫升），可增加肠道水分，增强肠道蠕动，预防便秘。

2 禁吃辛辣、过于精细的食物，如辣椒、花椒、精面粉等。

3 多吃芹菜、白菜、西蓝花等富含膳食纤维的食物，因为膳食纤维有利于加速肠道蠕动，促使大便顺利排出。

改善食谱推荐

黄豆芽紫菜汤

材料 黄豆芽 150 克，紫菜 5 克。

调料 姜末 5 克，香油 4 克，盐 3 克。

做法

❶ 紫菜洗净，撕成小块；黄豆芽洗净。

❷ 锅内放入适量清水，放入黄豆芽，大火煮沸，转小火焖煮 10 分钟，放入紫菜、姜末、盐，淋入香油，搅拌均匀即可。

功效 黄豆芽对脾胃湿热、大便干燥、血脂异常有一定的食疗作用，其含有的维生素 E 有助于保护肛门处皮肤和毛细血管。紫菜具有清热散结的作用。

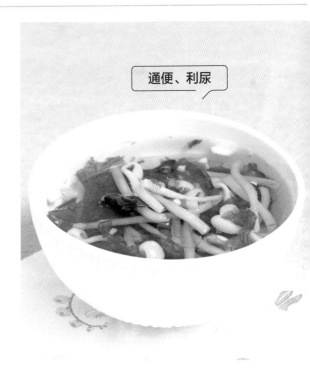

通便、利尿

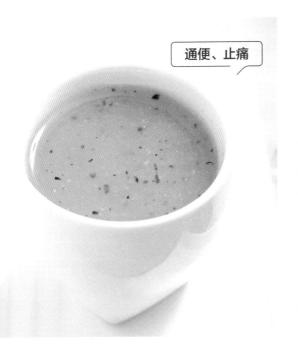

通便、止痛

黑芝麻南瓜汁

材料 南瓜 200 克，熟黑芝麻 25 克。

做法

❶ 南瓜洗净，去瓤，切小块，放入蒸锅中蒸熟，去皮，凉凉备用。

❷ 将南瓜和熟黑芝麻放入榨汁机中，加入适量饮用水搅打均匀即可。

功效 南瓜可消炎止痛，黑芝麻可润肠通便，减轻痔疮出血、脱出。

产后风

什么是产后风

新妈妈在产褥期出现肢体或关节酸楚、疼痛、麻木，称为"产后身痛"，俗称"产后风"。产后风主要是中医概念。

导致产后风的原因

中医认为产后风是因分娩时用力，失血过多，气血不足，筋脉失养，肾气虚弱，或因产后体虚，起居不慎，居住环境潮湿阴冷，受风寒，使气血运行不畅所致。具体来说有以下几个原因：

1 产后大量出汗而没有做好保暖，感受风寒。

2 产妇所住的房屋潮湿阴冷。

3 产妇吹到了对流风。

4 产妇劳累或经常碰凉水。

5 过早开始性生活。

产后防"风"，不能直吹风，但要通风

防止产后风主要是在月子里注意起居保健。比如产妇所住的卧室要注意保持合适的湿度和温度，避免潮湿。产妇要注意头、脚、腹部和关节的保暖，月子里最好穿袜子、穿带帮儿的拖鞋；同时保持心情舒畅、精神愉快，避免生气、着急、抑郁等情绪。需要注意的是，产后防"风"，防的是外感风寒，并不是不能见风，更不要将门窗紧闭，一定要保证正常的通风换气，不然反而容易滋生细菌。只是在开窗通风时，要选择暖和、无风、阳光好的天气，不要让新妈妈的床正对窗口。

改善产后风的饮食原则

饮食调理对于改善缓解产后风也有一定的帮助，新妈妈在饮食上要注意以下几个方面：

1 多吃一些温热性的食物，如猪肝、羊肉、胡萝卜、南瓜、红枣等，可祛风散寒。

2 饮食合理搭配，营养平衡。注意粗细搭配、荤素搭配。

3 不要吃寒凉、辛辣的食物。

改善食谱推荐

子姜炒羊肉

材料 羊肉 200 克，子姜 70 克，青甜椒、红甜椒各 30 克。

调料 葱丝 15 克，料酒 10 克，盐 3 克，醋适量。

做法

❶ 羊肉洗净，切丝；子姜洗净，切丝；甜椒洗净，去蒂、子，切丝。

❷ 将羊肉丝放入碗内，加料酒和盐腌渍 10 分钟。

❸ 锅内倒油烧热，爆香姜丝，将羊肉丝、甜椒丝、葱丝下锅煸炒，烹入料酒，加盐调味，淋少许醋即可。

功效 疏风解表、散寒补身。

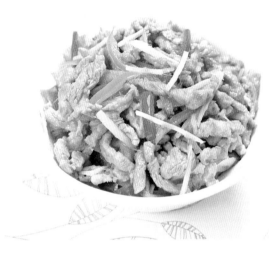

散寒补身

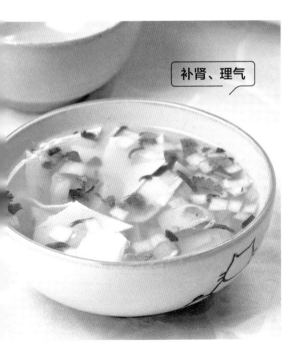

补肾、理气

腐皮腰片汤

材料 豆腐皮 100 克，猪腰 1 个。

调料 葱末、姜末、香菜末各 10 克，料酒 8 克，盐 2 克。

做法

❶ 猪腰切开，去净筋膜，用清水浸泡去血水，洗净，切片，焯水；豆腐皮洗净，切菱形片。

❷ 锅置火上，倒油烧至七成热，炒香葱末、姜末，放入猪腰片和豆腐皮翻炒均匀，淋入料酒，加入适量清水，大火烧开后转小火煮至猪腰片熟透，加盐，撒上香菜末即可。

功效 有助于辅治产后肾气虚弱、四肢疼痛。

产后严重脱发

孕期，孕妈妈受体内激素的影响，使得大部分头发进入生长期阶段，比较浓密。产后，由于激素又回到孕前阶段，新妈妈头发由生长期逐渐进入退化期及休止期，开始大量脱落，而且发质也会变得干燥、粗糙、不柔顺。脱发常常发生在产后 2~7 个月。

为什么会脱发

1. 激素问题。新妈妈在怀孕时体内雌激素增多，头发的更新速度变慢，使妊娠期本该正常脱落的头发未脱落。当宝宝降生后，新妈妈体内雌激素开始减少，致使那些未脱落的头发纷纷脱落，导致严重脱发。

2. 精神因素的刺激。新妈妈从临产到产后，一直处于紧张、疲劳状态，睡眠也受到影响，这些因素都易导致脱发。

3. 营养供应失衡。怀孕及分娩对于女性来说都是一个极大的消耗过程，如果产后新妈妈消化和吸收功能不良，或饮食单调、偏食，就容易出现营养不均衡，进而影响头发的生长和代谢。

4. 对头发的护理不当。有的新妈妈在产后不敢洗头、梳头，导致头皮的皮脂分泌物和灰尘混合堆积，进而影响

头部的血液供给，也容易引起毛囊炎或头皮感染，从而加重脱发。

饮食该注意什么

1. 多补充蛋白质。头发最重要的营养来源就是蛋白质，蛋白质可以促进头发不断生长，所以要多摄取一些富含蛋白质的食物，如牛奶、鸡蛋、鱼、瘦肉等。

2. 多吃含铁、钙、锌等矿物质元素的食物。可抵抗毛发衰老，促进细胞分裂，如菠菜、动物血、紫菜等。

3. 多吃黑色食物。中医认为，黑色入肾，而肾主毛发。所以，常吃黑色食物可补肾防脱发，让头发浓密亮泽。如黑米、黑豆、黑芝麻、黑枣，就是最典型的代表。

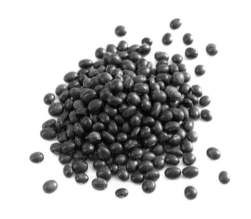

改善食谱推荐

芝麻黑豆豆浆

材料　黑豆 50 克，黑米、花生米、黑芝麻各 10 克。

调料　白糖 5 克。

做法

❶ 黑豆用水浸泡 10 ～ 12 小时，洗净；黑米淘洗干净，用清水浸泡 2 小时；花生米洗净；黑芝麻洗净，沥干水分，擀碎。

❷ 把花生米、黑芝麻、黑豆和黑米一同倒入全自动豆浆机中，加水至上下水位线之间，煮至豆浆机提示豆浆做好，加白糖调味即可。

功效　这款豆浆可促进毛发再生，对缓解产后严重脱发有一定的功效。

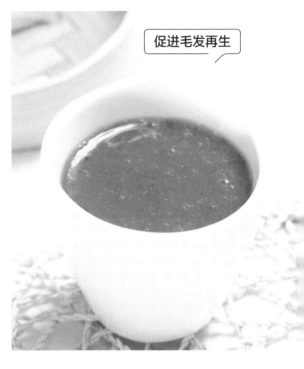

促进毛发再生

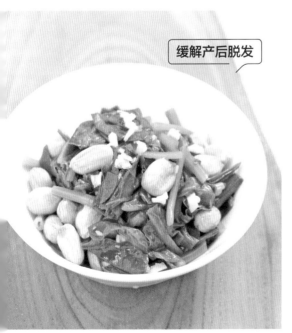

缓解产后脱发

花生拌菠菜

材料　菠菜 200 克，煮熟的花生米 50 克。

调料　姜末、蒜末、醋各 3 克，盐 1 克。

做法

❶ 菠菜洗净，焯熟捞出，过凉，切段。

❷ 将菠菜段、花生米、姜末、蒜末、盐、醋拌匀即可。

功效　菠菜含有胡萝卜素、铁等，花生米富含维生素 E、烟酸、蛋白质等。二者搭配，可促进毛发再生，缓解产后脱发。

产后牙齿松动

产后牙齿松动的原因

牙齿松动是一种常见的产后病。由于孕期和分娩后不注意饮食卫生，导致牙龈处聚集大量细菌并钙化形成牙石，而牙石中的细菌会腐蚀牙龈，这样牙齿慢慢失去牙龈的保护，就会出现松动的情况。另外，孕期缺钙也会导致牙齿松动。所以从孕期开始就要注意牙齿的健康，一旦出现牙齿松动更要引起高度重视。

孕期和产后都要做好口腔卫生

产后妈妈要养成定期更换牙刷的习惯。因为牙刷长期使用会滋生大量细菌，细菌会进入牙龈里面，导致牙齿的保护膜受损，出现牙齿松动的情况。最好选择产妇专用的无氟牙膏，可以减少对口腔的刺激。

刷牙要按照正确的方式，顺着牙齿纵轴上下刷，动作要轻柔，时间以3分钟为宜，这样才能起到很好的清洁牙齿的作用，还有助于按摩牙龈。此外，饭后要注意漱口，及时清理牙缝残留的食物残渣。应学会使用牙线来清洁牙缝，彻底去除牙缝中的残菜饭渣，消除口腔炎症的根源。

饮食调理原则

1 产后妈妈不要食用过硬的食物，避免造成牙齿的过度使用，如肉类食物要煮烂，避免吃脆骨等不易嚼烂的食物。可多吃些软烂的面条、馄饨、粥、汤等。

2 奶制品让牙齿更坚固。奶制品是钙和磷的良好来源，对坚固牙齿有益。所以妈妈应该多食用奶制品，如牛奶、酸奶等。此外，奶制品中还含有丰富的维生素D，有利于钙、磷的吸收。

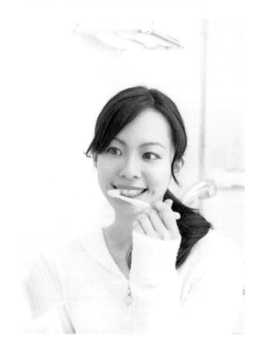

改善食谱推荐

南瓜牛奶汁

材料 南瓜 200 克，牛奶 150 克。

调料 蜂蜜适量。

做法

❶ 南瓜洗净，去瓤，切小块，放入蒸锅蒸熟，去皮。

❷ 将熟南瓜、牛奶及适量饮用水一起放入果汁机中搅打均匀，打好后调入蜂蜜即可。

功效 牛奶可补钙健骨，增强骨骼和牙齿强度，与南瓜搭配，还具有补中益气、消炎止痛的功效。

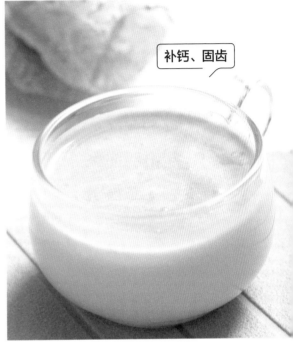

补钙、固齿

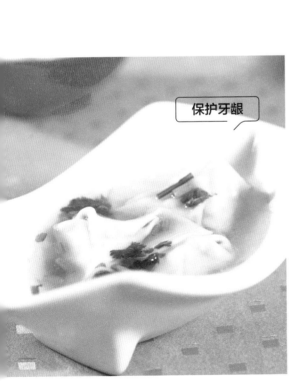

保护牙龈

三鲜馄饨

材料 馄饨皮 200 克，猪肉馅 100 克，鲜香菇、净虾仁各 30 克，鸡蛋 1 个，虾皮少许。

调料 料酒 5 克，香油、姜末、香葱末、香菜末各少许，盐 3 克。

做法

❶ 虾仁切蓉；鸡蛋磕破取蛋清；香菇洗净，切末，与猪肉馅、虾蓉、香葱末、姜末、蛋清、盐、料酒搅成馅料，包入馄饨皮制成馄饨生坯，下开水锅中煮熟。

❷ 碗中放泡好的虾皮，放入煮好的馄饨（连汤），滴香油，撒上盐、香菜末即可。

暖宫小方法，不得妇科病

宫寒会让女性发胖、月经异常、下腹寒冷，只有使子宫变得温暖，才不会被各种妇科病缠上。

艾炷隔姜灸子宫穴

选择新鲜的姜，切成 0.3 厘米厚的片状，并用针在姜片上扎几个小孔。把姜片放在子宫穴上，将艾炷放置姜片上，点燃艾炷，每次灸 15 分钟，每日 1 次。

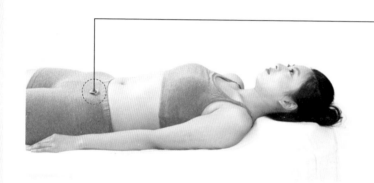

子宫穴

在下腹部，脐中直下4寸，前正中线旁开3寸，左右各一穴。

常搓脚心驱走宫寒

中医认为，脚是人的第二心脏，搓脚心能刺激脚上的穴位，有助于驱走寒气，令身体暖和。有研究表明，经常刺激脚心，能调节植物神经和内分泌功能，促进血液循环、消除疲劳、改善睡眠。每晚温水泡脚后，先把左脚背放平，用右脚心搓左脚背 100 次，然后把右脚背放平，用左脚心搓右脚背 100 次，以搓热为度。

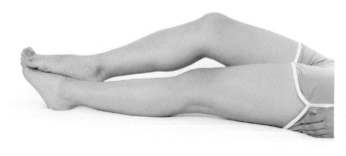

搓脚心100次并不用连续不断地一次完成，感觉疲惫时可以中途休息几秒后再继续。

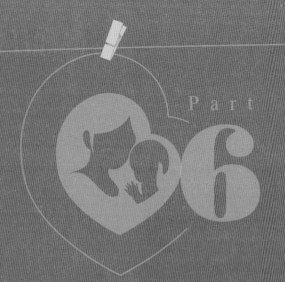

特殊妈妈的
月子护理经

高血压妈妈

防控高血压饮食原则

1 在月子期间要低盐饮食，适当减少钠盐的摄入有助于降血压，减少体内的水钠潴留。也可以选择低钠盐，控制钠的摄入。

2 控制热量的摄入，要低脂饮食，并遵循少食多餐的原则。

3 多吃富含钾、钙的食物，如土豆、茄子、海带、香蕉等钾含量丰富，牛奶、酸奶、虾皮、黑芝麻、黄豆等可提供丰富的钙质。

4 一定要按时吃早餐，不吃早餐容易导致头晕等低血糖表现。

5 晚餐应坚持少而清淡，可以吃些木耳、南瓜、胡萝卜、丝瓜等有降压作用的食物。

低盐烹调法，减盐不失美味

可以采用一些低盐又美味的烹调方法，这样既可以减少食盐的摄入，又可以丰富饮食。

后放盐

烹饪时不先放盐，在起锅前将盐撒在食物上，这样盐附着在食物的表面上，既有明显的盐味，又不至于加盐过量。

用酸味激发咸味

在饮食中用醋、柠檬汁、番茄汁等调味，既可以减盐，又可以让味道更好。

用味道浓郁特殊的调料来调味

在烹饪菜肴时，可以适当加入蒜、葱、香菜等味道独特的食物提味，以掩盖菜品的清淡。

缓慢起床，避免血压大幅波动

早晨醒来，不要急于起床。可先在床上活动一下四肢和头颈部，使肢体肌肉和血管平滑肌恢复适当张力，以适应起床时的体位变化，避免引起头晕。然后慢慢坐起，稍活动几次上肢，再下床活动，这样血压就不会有大幅波动。

Tips

揪出"隐形盐"

有些食品看起来含盐量不高，其实在加工过程中加入了不少盐，对这种"隐形盐"更要小心。豆酱、酱油等暗藏高盐，储存发酵前，需要加入大量盐来腌制的，这是发酵和储存的必备工序。

改善食谱推荐

莴笋炒牛肉丝

材料 莴笋 200 克，牛肉 150 克。

调料 蒜末、葱花、酱油各 5 克，料酒 10 克，盐 2 克。

做法

1️⃣ 莴笋去皮洗净，切成丝；牛肉洗净，切成丝，用酱油和料酒腌渍 10 分钟。

2️⃣ 锅置火上，倒植物油烧热后，放蒜末、葱花爆香，加入牛肉丝，大火快炒约 1 分钟，捞出备用。

3️⃣ 锅留底油，放入莴笋丝大火快炒约 2 分钟，加牛肉丝翻炒均匀，加盐调味即可。

功效 莴笋中含钾丰富而钠含量低，有利于体内水盐的平衡，维持血压稳定，对高血压患者十分有益。

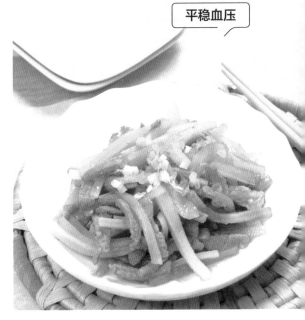

平稳血压

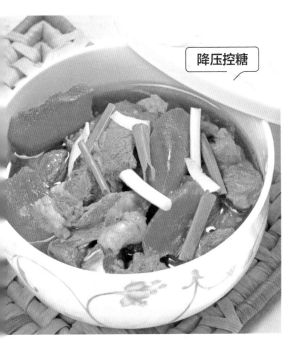

降压控糖

胡萝卜烧牛腩

材料 胡萝卜 250 克，牛腩 150 克。

调料 葱段、姜片各 10 克，大料 2 粒，盐 2 克，水淀粉 15 克，料酒 10 克，香油 5 克。

做法

1️⃣ 胡萝卜洗净，切滚刀块；牛腩洗净，切块，入沸水中焯去血水，捞出备用。

2️⃣ 锅置火上，倒植物油烧热，放入姜片、葱段、大料、牛腩块、料酒炒香，加适量水炖 40 分钟，加胡萝卜块中小火烧 30 分钟，待牛腩烂熟时，用水淀粉勾薄芡，调入盐、香油即可。

功效 降压控糖、增强体力。

糖尿病妈妈

糖尿病妈妈的饮食原则

1 计算好每日所需的热量，严格控制每日总热量。

2 遵循食物交换份法，让饮食多样化。

3 坚持少食多餐，定时、定量进食。

4 多吃富含膳食纤维、维生素、矿物质的新鲜食物。

5 为了减少低血糖发生，每天应至少摄入 130 克的碳水化合物，在哺乳之前适量进食，一定要吃早餐，有助于预防低血糖的发生。

6 忌食油炸食品、肥腻肉食、甜食等。

7 在碳水化合物的选择上，糖尿病患者应尽量避免吃含单糖和双糖的食物，如白米粥、糖果、蜂蜜、甘蔗等，防止进餐后血糖迅速升高。

8 血糖控制稳定的糖尿病妈妈，吃水果最好选择在两餐之间。要选择含糖量低的水果（低 GI、低 GL），如果每天吃新鲜水果的量达到 200～250 克，就要从全天的主食量中减掉 25 克，以免全天摄取的总热量超标。

改变烹调方法以降低热量

1 烹调前去掉禽畜肉的皮、肥肉等，烹调后滤净油分。

2 使用合适的烹调用具，例如微波炉、不粘锅、烤箱等。

3 用蒸煮、凉拌、清炒等烹调方法替代煎、炸、熏、炭烤。

小零食大热量，也能惹出祸

很多糖尿病患者都知道要少吃糖、少吃甜食、少吃主食。但是，由于疾病忌口或过分严格地控制进食，常常会引起强烈的心理饥饿和生理饥饿，于是就靠加餐吃零食来解决，如花生米、葵花子、膨化食品等。结果，这部分患者的血糖总控制不住，还有增高的趋势。因此，糖尿病患者要重视对零食的选择和食用，否则很可能会影响病情的控制。

改善食谱推荐

凉拌苦瓜

材料　苦瓜 500 克。

调料　盐 3 克，香油 5 克，花椒、醋少许。

做法

① 苦瓜洗净，剖两半，去瓤和子，切成片，浸泡 30 分钟，捞出，焯熟，沥干。

② 锅置火上，放油烧热，放入花椒爆香，将油淋在苦瓜上，加盐、香油、醋拌匀即可。

功效　苦瓜中的苦瓜皂苷被称为"植物胰岛素"，可以减轻胰岛的负担。

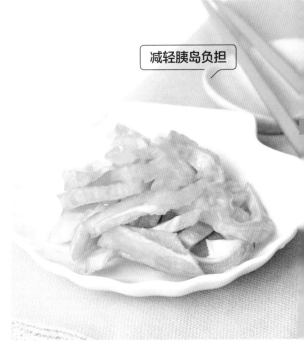

减轻胰岛负担

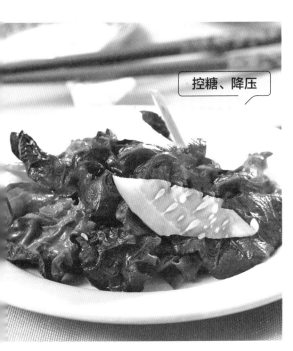

控糖、降压

木耳炒黄瓜

材料　黄瓜 250 克，水发木耳 100 克。

调料　葱末 5 克，盐、香油各 2 克。

做法

① 木耳洗净，撕小朵；黄瓜洗净，切片。

② 炒锅置火上，倒油烧热，放葱末煸香，放入木耳煸炒片刻，再放入黄瓜片翻炒片刻，调入盐、淋上香油即可。

功效　木耳富含膳食纤维，有利于控血糖；黄瓜低糖、低脂，且容易产生饱腹感，食用后不易影响血糖。

血脂异常妈妈

血脂异常妈妈的饮食原则

1 减少总热量。总热量摄入过多，多余的热量会转化成脂肪堆积在体内。在控制总热量的前提下，减少脂肪和胆固醇的摄入，而增加粗粮、蔬菜等低热量、高膳食纤维和高维生素食物的摄入，可避免发胖，有利于控制血脂。比如在做米饭或粥时，加入杂豆或者粗粮，再比如每天增加蔬菜尤其是绿叶蔬菜的摄入量，用低脂肪的去皮禽肉、鱼肉来代替畜肉，或者适当用豆制品代替肉类。

2 增加富含膳食纤维的食物的摄入。膳食纤维可以减少食物中胆固醇和脂肪的吸收，并有助于体内的胆固醇转变成胆汁酸，从而促进胆固醇代谢并排出体外。如蔬菜和水果还可以提供丰富的维生素 C、胡萝卜素、番茄红素等天然抗氧化剂，防止坏胆固醇氧化、堆积，有利于降血脂。

3 多补水。每天饮水量要达到 1500~1700 毫升，除了多喝白开水，还可以适当喝清淡的茶，有助于改善血液黏稠度，促进血液循环。

4 注意"隐藏"的动物脂肪，如香肠、排骨内的脂肪。少吃奶油蛋糕、酥饼、人造黄油等富含反式脂肪酸的食物。同时，增加不饱和脂肪酸的摄入：每周吃 2 次海鱼，用橄榄油或茶子油代替动物油。

减少油脂摄入的烹调方法

1 食物宜切成大块，能减少食材的总面积，烹饪起来吸油少，不耗油。

2 选用蒸、煮、卤、凉拌等烹饪方式，能减少用油量。煎炸用油多，可使用烤箱烤，美味又少油；不粘锅也能减少用油量。另外，食材可先焯烫再烹饪，以减少油脂的摄入。

3 在食材外加一层薄的面衣。面衣或多或少会吸收一些油，食用时，可以不食面衣，能减少油脂的摄入量。

改善食谱推荐

腐竹炒黄瓜

材料 黄瓜 300 克，泡发腐竹 100 克。

调料 盐 3 克，葱花、蒜末各 5 克。

做法

❶ 将泡好的腐竹洗净，切段；黄瓜洗净，切成柳叶形。

❷ 锅内倒油烧至七成热，放入葱花、蒜末炒出香味，放入腐竹段、黄瓜片翻炒，加盐调味即可。

功效 黄瓜不仅热量低，还能抑制碳水化合物转化为脂肪，和富含蛋白质的腐竹一起食用，可有效降低胆固醇。

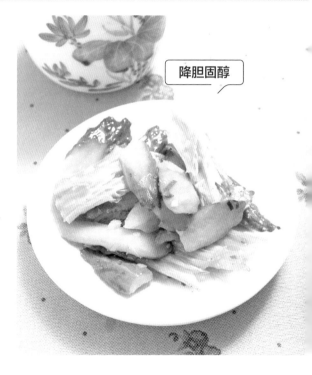

降胆固醇

降脂、通便

海带萝卜汤

材料 白萝卜 250 克，水发海带 100 克。

调料 清汤、醋、盐各适量。

做法

❶ 将白萝卜洗净，去皮，切片；水发海带洗净，切片。

❷ 锅置火上，倒入适量清汤，放入萝卜片、海带片，烧至萝卜、海带熟透，出锅前加醋、盐调味即可。

功效 海带能防止血管壁上过多的胆固醇沉积；白萝卜可降血脂、排气、清热。

甲状腺异常妈妈

甲亢妈妈要限碘、热量充足

甲亢妈妈代谢率增高，热量消耗增多，如果补充营养不及时，长期处于营养不良的状态，将无法通过乳汁为宝宝提供充足营养。因此，摄入的营养充足且均衡是最基本的健康保证，但是要忌高碘海产品如海带、紫菜、贻贝、海杂鱼、虾皮、海米，同时应选择无碘盐。

甲亢妈妈注意眼睛护理

有突眼症状的甲亢妈妈尤其要注意眼部的保护。

1	首先要避免用眼过度。出门最好佩戴墨镜，避免眼睛受到强光刺激和灰尘的侵害。
2	睡觉时垫高头部，以便减轻眼部肿胀，如果眼睛闭合不全，睡觉时可以使用眼罩。
3	如果眼睛有异物感、感觉不适，不能用手直接揉眼，可以做转动眼球等运动。
4	饮食中要限制钠盐的摄入，以减轻球后水肿。

甲减妈妈注意补碘、维生素

缺碘导致甲减的妈妈体内甲状腺激素低于正常水平，碘元素是甲状腺合成甲状腺激素的必需元素，所以补充足量的碘十分重要。除了服用必要的碘制剂之外，日常饮食中要用碘盐，还应增加含碘量较高的食物，如海带、紫菜、海鱼、虾贝等。但要注意，如果是桥本甲状腺炎导致的甲低，则应低碘饮食。

甲减患者容易缺乏多种维生素，适量多吃富含多种维生素的蔬菜、水果，可以辅助治疗甲减。

妈妈甲状腺激素缺乏，宝宝需要补充吗

胎儿在母体内 3 个月就会摄入碘，4 个月左右自己能合成甲状腺激素，出生后，新生儿靠母亲乳汁中的碘自己合成甲状腺激素，而不是依赖乳汁中的甲状腺激素来维持自身代谢功能。所以只要母亲饮食中碘摄入量是充足的，即使母亲甲状腺激素合成不足，也不会发生新生儿甲减，所以甲减妈妈完全可以放心母乳喂养。

改善食谱推荐

虾皮炒鸡蛋

材料　鸡蛋 2 个，虾皮 10 克。

调料　葱花、姜末各少许。

做法

❶ 虾皮洗净，略泡；鸡蛋磕入碗中，打散成蛋液。

❷ 油烧热，炒香葱花、姜末，倒入蛋液翻炒至蛋熟，加入虾皮略炒即可。

功效　虾富含碘，能避免机体碘摄入不足，有利于维持甲状腺正常的代谢功能，适合缺碘引起的甲减妈妈食用。鸡蛋可提供丰富的蛋白质。

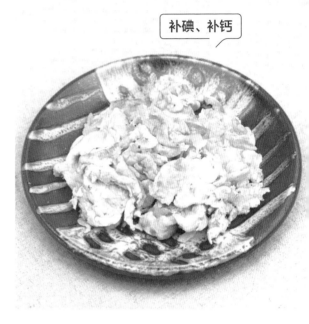

补碘、补钙

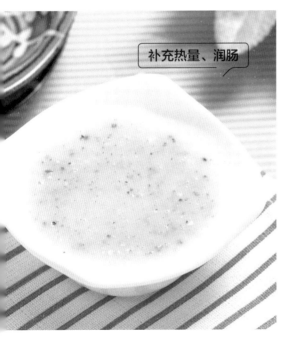

补充热量、润肠

花生红枣红豆米糊

材料　大米、花生米各 30 克，红豆、核桃仁各 10 克，红枣、熟黑芝麻各 5 克。

做法

❶ 大米淘洗干净，浸泡 2 小时；红豆洗净，浸泡 4~6 小时；红枣洗净，去核；花生米、核桃仁洗净。

❷ 将全部食材倒入全自动豆浆机中，加水至上下水位线之间，按下"米糊"键，煮至米糊做好即可。

功效　花生富含蛋白质、不饱和脂肪酸，是甲亢妈妈良好的热量和营养来源。搭配大米、红枣有助于强体、补血。

乙肝妈妈

乙肝妈妈的饮食原则

1 适量多食富含优质蛋白质的食物。乙肝妈妈一旦病情好转，应逐步增加蛋白质的摄入，宜选用富含优质蛋白质的食物，以利于肝细胞的再生和修复，如牛奶、鸡蛋、鱼、瘦畜肉、豆制品等。

2 补充矿物质。乙肝患者体内往往缺乏锌、锰、硒等，部分患者还缺乏钙、磷、铁等。因此宜补充富含矿物质的食物，如海藻、牡蛎、菌菇、芝麻、西蓝花、枸杞子等。

3 食量要恰当。乙肝妈妈的消化功能较弱，吃得过饱容易导致消化不良，也会加重肝脏负担。因此，每次吃到八成饱即可，也可以采用少食多餐的方法来控制食量。

4 充足的液体供给。适当多喝一些果汁、米汤、蜂蜜水、西瓜汁等，以加速毒物排泄，保证肝脏的正常代谢。此外，如果伴有消化不良时，不妨多进食一些流质或易消化的食物，如清淡的粥、藕粉等。

乙肝妈妈母乳喂养的注意事项

1 由于乙肝病毒主要通过血液传播，如果婴儿口腔、咽喉、食管、肠胃黏膜等处有破损、溃疡，应暂停母乳喂养，以免母乳中的乙肝病毒由此进入孩子血液循环，引发孩子乙肝病毒感染。

2 母亲乳头破裂者也应暂时停止母乳喂养。

Tips

产后能否哺乳，须遵医嘱

母亲血清病毒滴度较高，且处于疾病活动期时不宜母乳喂养。产后乙肝妈妈能否母乳喂养，须听从医生意见。

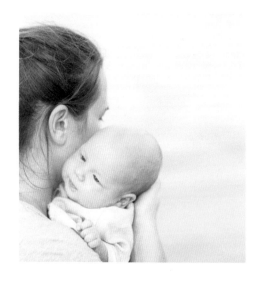

改善食谱推荐

茶树菇蒸牛肉

材料 牛肉 150 克，干茶树菇 30 克。

调料 料酒 2 克，盐、蚝油各 3 克，姜末、蒜蓉、水淀粉各 10 克。

做法

❶ 牛肉洗净，切薄片，加料酒、蚝油、姜末、水淀粉腌渍 10 分钟；干茶树菇泡发，洗净，撒少许盐拌匀。

❷ 将牛肉片放在茶树菇上，再铺一层蒜蓉，入沸水锅大火蒸 25 分钟即可。

功效 牛肉中富含蛋白质以及铁、锌、硒等矿物质，可帮助肝细胞的再生和修复。茶树菇能提高免疫力。

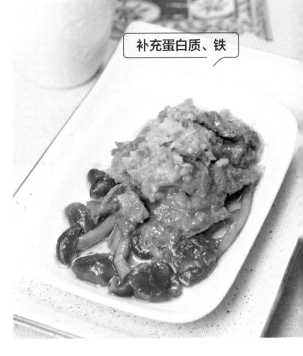

补充蛋白质、铁

清蒸三文鱼

补充蛋白质

材料 三文鱼肉 300 克。

调料 葱丝、姜丝、盐、香油各适量。

做法

❶ 三文鱼肉洗净，切段，撒少许盐抓匀，腌渍 30 分钟。

❷ 取盘，放入三文鱼，放上葱丝、姜丝、香油，大火蒸 8 分钟即可。

功效 三文鱼富含蛋白质、DHA 等，能促进机体受损细胞的修复，还有健脑作用。

素食妈妈

素食妈妈的饮食原则

1 多食豆制品，补充优质蛋白质。由于妈妈乳汁分泌越多，钙的需要量越大，所以膳食中可多补充大豆及豆制品、芝麻酱等。膳食补钙不足时，可服用钙剂。需要注意的是，大豆对素食妈妈来说是必不可少的，大豆含有丰富的钙、优质蛋白质、B族维生素，对素食新妈妈的身体恢复很有帮助。

2 加强B族维生素的摄取。B族维生素可以促进新妈妈身体的热量代谢，帮助提高神经系统功能，还可改善食欲，对产后脏器功能恢复大有好处。富含B族维生素的食物包括五谷类、豆类等。

3 选择富含铁的植物性食物。素食妈妈无法从动物性食物中获得血红素铁，为了弥补生产过程中损耗的气血，应多选择富含铁的植物性食物。燕麦、糯米、黑豆等五谷杂粮，葵花子、榛子、黑芝麻等坚果，菠菜、苜蓿、西蓝花等蔬菜均富含铁；同时多吃富含维生素C的蔬果，以促进铁的吸收。还可适当服用铁剂，但要遵医嘱，以防补充过量。

加强锻炼，促进身体恢复

素食妈妈可能会出现营养不良的情况，导致身体虚弱，所以素食妈妈要加强锻炼，增强体质，为哺乳提供良好的身体基础。

定时按摩乳房，促进乳汁分泌

素食妈妈除了通过饮食促进乳汁分泌外，还需要格外注意乳房的护理，按摩乳房，促进乳汁的分泌，为宝宝提供充足的"粮食"。

多吃水果，要相应减少主食的摄入量

很多素食妈妈都爱吃水果，每天三餐之外还要吃不少水果。然而，水果中含有的糖分不可忽视，吃半斤以上的水果就应当相应减少主食的量，以达到一天的热量平衡。否则，额外增加的热量只会导致肥胖。

改善食谱推荐

茄汁菠萝茭白

材料　茭白 400 克，菠萝 50 克，青甜椒 20 克。

调料　番茄酱 15 克，蒜片 5 克，白糖 10 克，盐 3 克。

做法

1. 菠萝去皮，切片，放盐水中泡 10 分钟；茭白去皮，切片；青甜椒洗净，去蒂，切片。

2. 锅中倒入水烧开，放入茭白片焯熟，捞起备用；另起锅倒油烧热，放入蒜片、甜椒片炒香，放番茄酱、菠萝片、茭白片翻炒，加白糖炒入味即可。

功效　强健身体、开胃、补血。

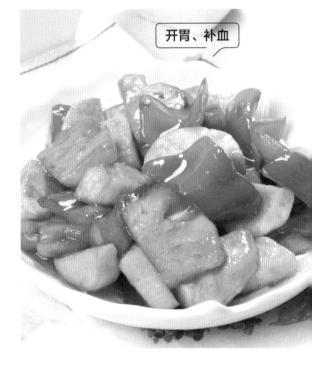

开胃、补血

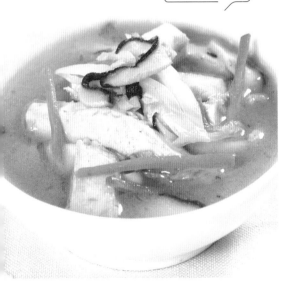

健体、促食

三丝豆腐白菜汤

材料　白菜、豆腐各 100 克，胡萝卜 50 克，鲜香菇 2 朵。

调料　葱花、盐各适量。

做法

1. 白菜、香菇分别洗净，切丝；胡萝卜洗净，去皮，切丝；豆腐洗净，切条，用淡盐水浸泡 5 分钟。

2. 锅内倒油烧热，爆香葱花，放入白菜丝、胡萝卜丝、香菇丝略炒，关火。

3. 砂锅加入适量清水，放入炒过的食材，大火煮 5 分钟，放入豆腐条煮 2 分钟，加入盐调味即可。

特殊妈妈要注意的事情

"糖妈妈"要谨防产后感染

糖尿病患者抵抗力比较弱，一般容易导致霉菌感染。坐月子期间预防感染是"糖妈妈"要重点关注的问题，包括阴道炎、泌尿系统感染，以及生育后高发的产褥疮和急性乳腺炎。"糖妈妈"不要憋尿，每天要清洗外阴，勤换洗内衣裤。

此外，每次哺乳前后都要清洗乳房，以免滋生细菌。

食用无糖食品，依然要控制摄入量

"无糖食品"是食品生产厂家的叫法，因为其加工过程中不添加蔗糖，而是用一些甜味剂代替。但是这些无糖食品本身都是粮食做的，它在体内最终还是会转化成葡萄糖，这些无糖食品吃多了还是会导致总热量超标。因此，"糖妈妈"加餐的时候依然要控制食用量。

能否吃降压药，先咨询医生

高血压妈妈吃了降压药，药物在体内分解代谢后的产物可能会通过乳汁被宝宝吸收，对宝宝健康会造成一定的影响。如果妈妈血压可通过饮食和运动加以控制，在哺乳期最好不要吃降压药；如果血压过高，要咨询医生，并遵医嘱用药。

素食妈妈别忽视精加工食品中的油糖盐

一些素食妈妈容易对鱼、肉、蛋之外的"精加工素食品"掉以轻心。实际上，不少加工食品大多用精白米面制作，除去了膳食纤维，添加了大量的油、糖或盐。一些产品甚至拿"植物奶油"等作为宣传卖点，所谓的"植物奶油"，富含饱和脂肪酸和反式脂肪酸，对血脂、血压、血糖的影响而言，这类食品比动物性食物更糟糕。